シュタイナー医学講義

ルドルフ・シュタイナー
小林國力＋福元晃＋中谷三恵子訳

シュタイナー医学講義

――アントロポゾフィー的治療

水声社

目次

第一講〔一九二一年四月十一日、ドルナッハ〕

今回の講座は昨年行われた医学講座の補講ですが、本当の意味でその捕捉と理解できるものをお届けして、特にこの講座の終わりにはいくつかの治療的展望として明確な形になるものがもたらされるように期待しています。この講座では、昨年行った考察のテーマとなった事柄を、別の側面から考察しようと思います。それは病気の人間と治癒する人間に関する事柄です。別の側面からこのテーマを考察することによって、異なる別の観点からこれにアプローチできるだけでなく、私たちが考察した物質〔Stoff〕への理解が広がります。今回は、アントロポゾフィーを学んでいる皆さんが知っている、人間の物質体、エーテル体などの構成要素が、病気になる場合と治癒する場合ではどのように作用するかを明らかにしたいと思います。昨年の講座では、内的な人間の、外的な現れを描写することに限定しなければなりませんでしたが、今回は以下のことを明らかにしたいと思います。それは、人間の外側にある物質によって、人間の諸構成要素が、どのような影響を受けるのかということです。その物質は、特に治療薬として使用することのできる物質であり、人間の有機体に対して単に物質的なものとは違った影響を及ぼすことによって、治療薬として作用することのできる物質です。そこで導入として、いくつかのことを述べます。

昨年の医学講座で同じテーマについて語った時も、治療薬としての物質については様々な点から説明しました。けれども人間の本性のより高次の構成要素について、すなわち人間の本性をなす超感覚的な構成要素について考察する時には、もはや同様の仕方で物質を語ることはできません。今回の講座では短く簡潔にお話ししたいのですが、その議論全体を通してある原則的な事実が分かっていなければなりません。つまり、人間にとっての環境との関わりや、健康だったり病気の状態であったりする時の人間の振る舞いについて本当に理解しようとするなら、今日の通常の科学で慣れ親しんでいる物質的なものから出発する方法では、もはや考察を始めることはできないということが分っていなければなりません。出発点とすべきものは、本来は物質ではなくプロセスであり、完結したものではなく生起するものなのです。物質について語る時には、物質、すなわち感覚的外観において物質として現れるものの中にあるものはプロセスであり、静止に至ったプロセス以外の何ものでもないと考えなければなりません。

珪土（Kieselerde、シリカ）を例に挙げると、私たちはまず珪土を一つの物質と見なします。けれども私たちがある特定の輪郭を持ったいわゆる物体をイメージするなら、本質的なことはまったく分かりません。本質的なことが理解できるのは、非常に広範囲に及ぶプロセスを魂の目によって捉える時だけです。この広範囲に及ぶプロセスは、全宇宙の中で一つの個別のプロセスとして存在していて、それはいわばプロセスとして結晶化して静止に至り、ある意味で平衡状態に至ることができます。そしてそのプロセスが静止状態に至った時に、私たちが珪土として観察するものの中に現れるのです。本質的に重要なのは、人間の内部のプロセスと外側の宇宙で生じるプロセスの間にある相互作用に注目することです。健康な人も病気の人も、宇宙との絶え間ない相互作用の中にいるのです。

明日は実際の物質を取り上げますので、今日はこの相互作用をイメージできるようになる事柄から始めようと思います。そのためには、アントロポゾフィーによって人間の本質を真に理解しようと努めなければなりません。私がこれまで人間の三分節構造として何度も説明してきたことを、今日は人間の中でそれが空間的にどのように集中しているのかという観点から考察することによって、まずは図式的に表そうと思います。神経感覚人間を他の二つと区別すると、それは主に頭部に集中していることを私たちは知っています。しかしその頭部に集中しているものは人間全体に広がっており、人間全体に存在しています。つまり、人間は頭部においてもっとも神経感覚存在なのですが、一方では人間全体が頭であり、他の二つの部分では頭部に比べて頭部的なものが少ないのです。そのように、神経感覚人間と呼べるものは、頭部に局在していると考えることができます。しかし人間の三分節の考えを、今回の目的にとって有益なものにするために、呼吸有機体と循環有機体の両方を含むリズム人間を、さらに二分節構造として考える必要がありま す。つまり、一つはより呼吸系に、もう一つはより循環系に近い傾向があります。この循環系には、四肢人間と代謝人間との関連を示す全てが組み込まれています。

人間の頭部を詳しく調べようとすると、有機体の最も神経感覚人間的な部分を研究することになります。人間の頭部機構は、それ以外の機構とはまったく本質的に異なっています。また人間本質のより高次の形体に関しても、それ以外の機構とは異なっています。つまり、人間の頭部を霊学的考察の観点から捉えると、頭部は、自我とアストラル体とエーテル体がある種刻印されたものであり、それはさらにある種分離されたものであるとも言えるでしょう。それでは、頭部の物質体はどうなのでしょう。頭部の物質体は、自我、アストラル体、エーテル体の刻印である物質部分とはまた別の仕方で頭部に存在します。この事柄のより高次の内容をはっきりさせるために、次のことに注意を向けたいと思います。人間の頭部は、まず胎児の中で発生しますが、それはただ単に両親の有機体の諸力から形成されたものではなく、頭部には宇宙の諸力が働いています。つまり宇宙の諸力が人間の中へ入り込んで作用しています。エーテル諸力と呼んでいるものの中には、まだ両親の有機体から多くが作用しています。しかし、すでにエーテル的なものの中には生まれる前の、受胎前に存在している霊的魂的生活に由来する宇宙の諸力が作用しています。さらにアストラル的なものと自我の中には、受胎前に霊界で生きていたものが残っていて、それはのちに人間の頭部を形成する作用を及ぼします。自我は頭部に自らの刻印を作り、アストラル体は物質的な刻印を作り、エーテル体も物質的な刻印を作ります。ただ、物質的な地上で今回はじめて与えられる物質体は、いわば一次的作用であり、それは刻印ではなく一次的に作用するものです。図で描くとこうなります（**図1-1**）。人間の頭部の形成は自我の刻印です。その中で自我は機構化されます。この機構についてはもっと頻繁に言及することになるでしょう。自我はある特定の方法で機構化されます。自我は主に、まず頭部の熱状態を自らの中で分化することによって機構化されます。さらにその中でアストラル体が分化します。そのアストラル体は主として、ガス状、気体状のプロセスとして頭部を満たしているものの中に、機構化して含まれています。そしてエーテル体が刻印されます。そして頭部にとっての物質体は物質プロセスです。それは本当に物質的なプロセスなのです（図1-1、斜線）。図式的に示すと、それは図の中で頭部の骨性の後頭部によって示されていると言えるでしょう。その場合、目はこちら側にあると仮定します。しかし、ここで物質諸力に集まっているものは、再び頭部全体に広がります。人間の頭部形成のこの物質部分の中にあるものは、真の一次的な物質プロセスなのです。それは何か他のものの刻印ではなく、そこには自らの固有のプロセスを遂行するものが存在しています。しかしこの物質的な頭部プロセスの中には実は二重性が存在しています。そこには二つのプロセスの相互作用があるのです。そこで起こっていることは、二つのプロセスの相

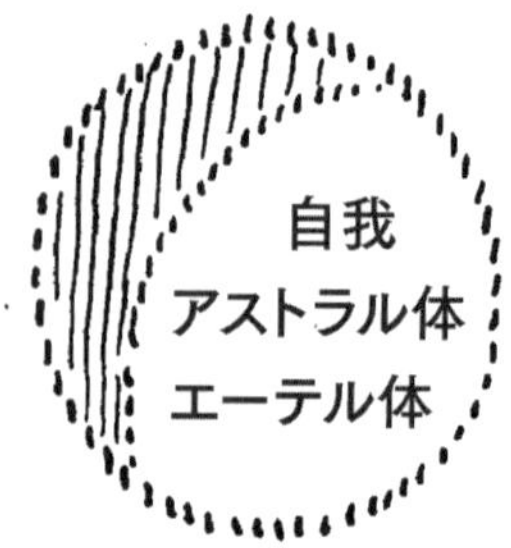

図 1-1

互作用なのですが、その二つのプロセスというのは、霊的探究者の目を持って、外側の宇宙で起こっている特定の他のプロセスと一緒に概観する時にのみ理解できるのです。

外界の自然において始原岩層における粘板岩形成に現れるプロセス、つまり珪土から粘板岩形成へと至るあらゆるものの中に現れるプロセスを見ると、珪土から生じる粘板岩形成プロセスに作用する諸力の中には、物質的な頭部形成の中で生じるものとは対極的な、対立するプロセスが見つかります。これは人と環境とが関連している重要なもののひとつです。外界の鉱物化の中で生じるこのプロセスは、人間の頭の中にもやはり存在するのです。あらゆる粘板岩形成プロセス、つまり珪土やケイ素〔Silizium〕が関わっている鉱物化プロセスは全て、脱植物化と呼べるものと関連しています。このことは、完全にとは言えないまでも、地質学にとっては今ではほとんど自明のことと言って良いでしょう。私たちは粘板岩形成の中に、いわば鉱物化した植物界を見つけ出さなければなりません。大地の粘板岩形成と同じことを意味するこの脱植物化を理解することによって、人間の頭部の中でそれとは異なる仕方でまったく対極的に生じるプロセスを理解するのです。しかしそれとは別のもう一つのプロセスも、そのプロセスとともに作用しています。そして、このともに作用する別のプロセスは、再び外界で探さなければなりません。例えば、石灰岩山地が形成される所でそれを探さなければならないのです。今日ではほぼ地質学上の事実になっていますが、石灰岩山地は本質的に脱動物化プロセスと呼べる大地形成プロセスに基づいています。それは動物化プロセスとは逆のものです。ここでもまた、対極的な逆のプロセスが生じています。静止に至ったプロセスであるケイ素とカルシウムが、人間の物質的な頭部形成に関与しているとするならば、地球の全自然の中で非常に意味のある役割を演じている何かが、人間の物質的な頭部形成に関与しているということをはっきりと理解していなければなりません。同時に、私たちはここで次のことを前もって知ることができます。それは、私たちが一方の珪土やケイ素を観察してみると、それは物質的な頭部で生じていることと本質的な類似性を持っているということです。私がケイ素について語る時、それは静止に至ったプロセスのことを指しています。他方、石灰形成プロセス、つまりカルシウムの中で静止に至ったものは、反対の極、つまり人間の物質的頭部の中でもう一方の力とともに対極的に作用しているもの全てと何らかの関係があります。これらのプロセスは、今日私たちの周囲でも探すことができますが、頭部においては別の諸プロセスと関連して存在します。これらの諸プロセスは地上で見つけることはできません。頭部がエーテル体、アストラル体、自我の刻印であるために、それらのプロセスは刻印の中にのみ存在しているのです。

人間の本性についてのこれら三つの構成要素に関して、プロセスは静止状態にもたらされるとしましたが、それらのプロセスは直接的な地上プロセスではありません。私が皆さんに本来の物質的な頭部として述べたものだけが、人間にとっての本来の地上プロセスなのです。他のプロセスは、私たちがそれらを地上プロセスとの関連の中で見出すとしても、本来の地上プロセスではありません。

概観を得るために、ここで人間有機体の二番目の部分に移ります。その部分は、その場所から大雑把に胸部と呼びます。胸部は、主としてリズム人間を包括している有機体部分です。その胸部を、呼吸リズムを含む全てと、循環リズムを含む全てに図式的に分けてみます。人間本質のこの二番目の部分を一つの全体として考察すると、以下のように述べることができます。ここで私が最も広義の意味で呼吸リズム機構と呼ぶものは、自我とアストラル体の刻印です（図1-2）。頭部が自

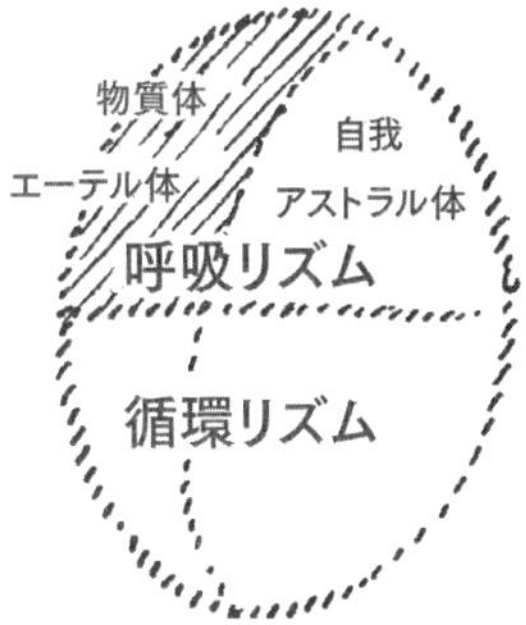

図 1-2

我、アストラル体、エーテル体の刻印であるように、ここでは呼吸リズムが自我とアストラル体の刻印です。そして呼吸リズムの中には主としてそれ自身に作用するものがあり、その中では物質体とエーテル体がともに作用しています。人間の頭部で、主としてそれ自身に作用するのは物質体だけです（図1－2中、斜線）。エーテル体は刻印です。けれども呼吸リズム系では、主として物質体とエーテル体が相互に密接に作用しており、刻印であるのは自我とアストラル体だけです。その関係は基本的には循環リズム機構でも同じですが、弱まっています。なぜなら、代謝有機体全体が循環系の中へ入り込むからです。そこでは、四肢代謝人間にとっても当てはまることがすでに始まっています。それは、代謝としてはっきりと現れて来るもの全てと四肢は、主として自我の刻印であり、物質体とエーテル体とアストラル体の共同作用であるということです。ただし本来の循環、つまり循環に伴う運動は除きます（図1－3）。そこでこのように言えるでしょう。私たちが胸部人間を考察すると、刻印された機構としては自我とアストラル体に関係するものだけがそこにあります。そして胸部人間の中で主として作用している機構は、ただ単に物質的なのではなく、物質的なものがエーテル的なものによって十分に組織されていることが分かるようなものなのです。それは、呼吸リズムの場合により強く当てはまり、循環有機体の場合には、すでに代謝系の別のものが関与して来ます。

このように人間の様々な諸分肢に応じて、様々な仕方でともに働いているものがあることがお分かりになるでしょう。頭部系、胸部系、四肢系と表現される様々な物質的諸分肢のために、私たちが普段、霊学で物質体、エーテル体、アストラル体、自我と呼んでいる構成要素は、様々な

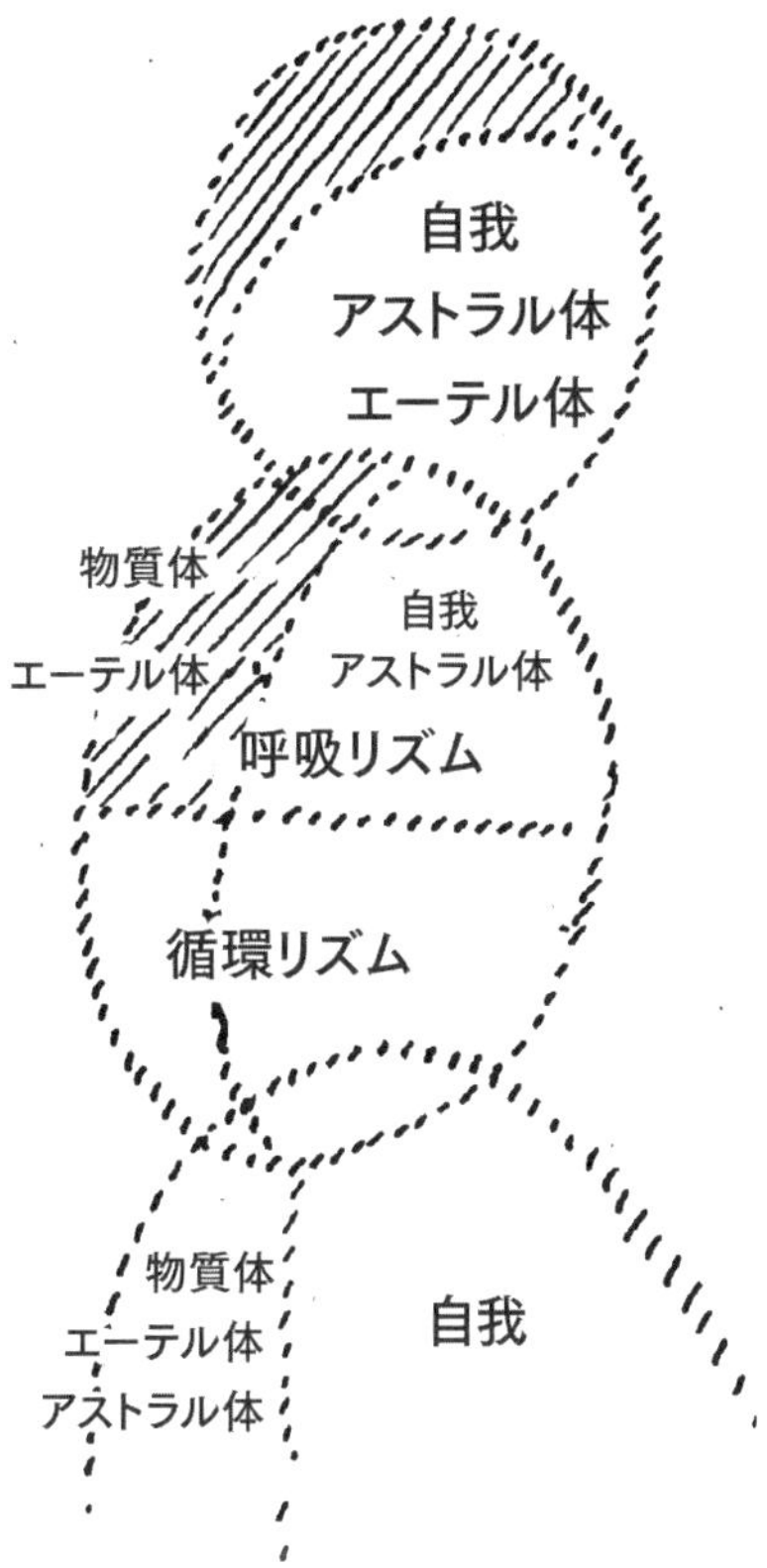

図 1-3

仕方で互いに作用し合っています。プロセスとして存在する人間の頭部は、主として物質体です。なぜなら物質体でないものは、自我とアストラル体とエーテル体の刻印だからです。中部人間は主として物質体とエーテル体による共同作用です。物質体とエーテル体でないものは、自我とアストラル体の刻印です。四肢代謝人間は、胸部系と互いに作用し合いますが、本来は物質体とエーテル体とアストラル体の密接な相互作用です。ただし、すでに説明したように、その相互作用は他の体の部位にも及びます。そして自我の刻印があるのです（図１－４）。

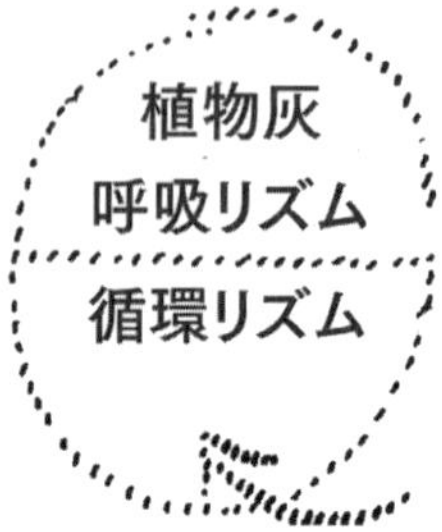

図 1-4

さてここで重要なのは、例えば、珪土の中で静止に至ったものとして理解したあのプロセスの物質的頭部機構への関与に相当するものとして、中部人間において何が見出せるのかをまずよく考えてみることです。中部人間では珪土形成プロセスはより強く、より広く作用するという特異な状態があります。このプロセスは頭部ではより繊細に作用します。中部人間では、より強く、より広く、ある意味でより分化して作用します。そしてこのプロセスは四肢代謝人間において最も強く作用します。つまり、私たちが珪土と結びつけて理解したあのプロセスを注視すると、「このプロセスが最も強く働くのは、自我を助けるべき所である」と言わなければならないでしょう。物質的な代謝人間の中に刻印だけを持つ自立した自我の作用に関しては、そう言えるのです。別のプロセスに対する相互作用についてはこれから見ていきます。珪土を生み出すこのプロセスは、自我の四肢代謝人間への働きを助けるべき場所で最も強く作用します。珪土によって特徴づけられるこのプロセスは、アストラル体のみを助ければよい場所ではいくらか弱まります。そしてこのプロセスは、エーテル体のみを助ければよい場所、つまり頭部では最も弱まるのです。

また逆に、「珪土の中で静止に至るプロセスとして見るべきものに関しては、人間の頭部機構の中でこのプロセスは最も物質的に作用している」とも言えます。このプロセスは、動的なものに関して力としては最も弱く作用しています。しかし、このプロセスが力として最も弱く作用する場所において、今度は物質の中で静止に至るところに近づいて行くと、そこでは最も強く作用します。つまり、目の前にある物質として珪土を捉えるならば、「その作用は頭部で最も強い」と言わなければなりませんが、あるプロセスの外的な徴候として珪土を捉えるのなら、「その作用は頭部では最も弱い」と言わなければなりません。最も強い物質作用がある場所には、弱い力動的な作用があります。中部人間では、まさにその珪土との関係においては、物質作用と力の作用のバランスがだいたい保たれています。そして四肢代謝人間に関しては、力の作用が優勢です。そこには最も弱い物質作用〔Stoffwirkung〕と最も強い力の作用〔Kraftwirkung〕があるので、実は珪土を作り出すプロセスは人間全体をくまなく機構化しているのです。ここで物質的な頭部機構と、人間が相互作用を行う外側の周囲環境との間にある相互関係がどのようになっているのかを問うのであれば、中部人間には呼吸リズム機構があるという点で、中部人間と外側の周囲環境との相互作用がどのようになっているのかを問うこともできます。

人間の頭部を霊学的に研究し理解しようとするならば、大地の形成における二つのプロセス、つまり石灰形成プロセスと、珪土形成プロセスもしくは珪酸形成プロセスに注意を向けなければなりません。私たちはこれについてもっと詳しく検討することができるでしょう。人間において、あまり外側や周縁ではなく、より内側に存在するもの、つまりリズミカルな呼吸器系のための機構は、主に物質的なものとエーテル的なものとの共同作用であって、その中へ自我とアストラル的なものの刻印が織り込まれます。そのため、この機構はさしあたり周囲環境のいかなるところでも、私たちが出会う自然の中にすでにプロセスとして直接存在する何かを提供することはありません。少なくとも、普通はそのようなことはありません。自我とアストラル体は刻印を作り出したので多かれ少なかれ自由なのですが、この自我とアストラル体、および主として物質的なものとエーテル的なものとの共同作用、これらによる特異な共同作用を通して生じるものの特徴的なプロセスを見出そうとするなら、そしてこの互いに入り交じる作用の全体に対する何らかのプロセスを外界で見出そうとするなら、このプロセスをきちんと理解できるように、自分でまず実際にそのプロセスを作り出さなければなりません。私たちが植物物質を燃やし、植物灰を手に入れると、そこでプロセスとして現れるものは、燃焼において、灰の生成において、そして灰という静止に至ったものにおいて、火のプロセスと灰形成プロセスに現れるものです。(個々の灰についてはあとでお話しします。)それは呼吸プロセスと類似しています。それは珪土プロセスが頭部で物質的に生じるプロセスと類似しているのと同様です。そして呼吸リズムプロセスの中にこの灰形成プロセスと相関関係にあるものがありますが、それを有効にしようとするときには、もちろんそれを呼吸の中に持ちこむことはできません。私たちは決してそれを人間の有機体の中ですることはできません。私たちは今問題となっているもののもう一方の極の中に、それを導き入れねばなりません。その図をここで描くと、ここに呼吸リズムプロセスがあり、循環プロセスがあります（図１－４）。呼吸リズムプロセスにおいては、植物灰は有効なプロセスです。けれども、代謝を通る回り道をして、もう一方の極の循環リズム機構の中でこの植物灰プロセスを有効なものにしなければなりません（図１－４）。私たちはこの植物灰を、つまりその諸力を循環リズムのうちに組み入れなければなりません。それによってこの植物灰は、呼吸リズムプロセスの中に対極的な反作用を呼び起こすのです。

このような関連が、人間の有機体を理解するために非常に重要であることはすぐに分かります。というのは、「珪土形成プロセスにおいて私たちに示されているものは、人間全体となんらかの関係がある」と言えるように、ここでは植物灰プロセスにこの関連性を適用することによって、呼吸と循環リズムの、いわば二分節構造を持つ中部人間のイメージが得られるからです。最初に中部人間の上部である呼吸リズムを考察すると、「これらの器官の構造は本質的に、植物的なものを燃やして灰ができる時に現れるプロセスと対極のプロセスによって生み出されたものである」と言えば一つのイメージが得られるでしょう。これはある意味で、呼吸リズムプロセスにおける戦いであり、植物灰形成に対する絶え間ない戦いです。けれどもこの戦いは、植物灰形成の逆のものが、このプロセスを挑発するように有機体の中へ入り込むことなしには生じません。私たちは人間として、珪土プロセスと石灰プロセスが存在する地上にいます。もしこれらのプロセスが私たちを満たしていたなら、私たちは人間ではないでしょう。それらと対極にあるプロセスを自分の中に担っていることから人間と呼べるのです。つまり珪土形成プロセスの対極を自分の中に担うことで、そのプロセスに対抗して作用し、また石灰形成プロセスの対極を自分の中に担うことで、そのプロセスに対抗して作用する、以上のことによって、人間となるのです。私たちは自分の中にこれらの対極性を、頭部形成の中で、それからすでに説明したあの段階的な変化の中で人間全体を通して担います。呼吸リズムを通して、植物灰プロセスに対する戦いを自分の中に担います。自分の中にこの植物灰プロセスの対極を担います。このことを考察すると、良い表現ではありませんが大雑把に言えば、突けば突き返されるのです。有機体内の珪土形成プロセスを適度に強めていくと、その反作用が変化するのはまったく自明のことです。同様に、燃焼プロセスの産物を有機体の中に投入すると反作用が生じることも明らかです。すると当然、「どのようにして、この作用と反作用を自在に扱えるのか」という大きな問いが浮上します。抽象的な言い方をすると、自我まで含めて、どれが有機体の中にあるプロセスであり、そしてどれが有機体の外側にあるプロセスなのかを認識することが大事なのです。これらのプロセスは内側と外側とに分化されています。そしてこれらのプロセスは内側と外側で互いに対抗しています。本来その性質に従えば、私たちの皮膚の外側にあるべきものが皮膚の内側にある時、あるいは本来は外から内に向かう作用ではないものが、たとえそれがわずかな身体の圧迫によるものであったとしても、外から内へと働く時、内的な反作用が生じます。その瞬間に、何かあるものに対するそのような内的な反作用を生み出すという課題が生じるのです。例えば、人間の中で、正常な反珪土作用を持つプロセスの代わりに、このプロセスの傾向があまりに大きすぎて強すぎることが明らかになった時には、それに該当する物質を供給して反作用を呼び起こすことによって、それを外側から調整しなければなりません。その反作用は自ずから生じます。

人間と外界との相互作用を洞察できるように次第に導いてくれるのは、このような事柄です。自我が四肢代謝を通して作用しようとする時に、珪土形成プロセスの中にあるものが、力の作用としてどのように自我に最も近づくのかを本当に理解し、さらに珪土形成プロセスの中にある物質作用が頭部で最も強く作用することを知ると、力の作用は人間の頭部では自我を少し助けるだけでなければならないと言うことができ、そうすると皆さんは、この自我が人間の中でどのようにして段階的に作用するのかを垣間見ることができます。さて、四肢代謝系と人間の自我の関係を考察すると、本来、この関係性の中に人間のエゴイズムの源があることがわかります。人間のこのエゴイズムのシステムには生殖系も属しています。そして自我は、まさに生殖系を通して、人間本性を最もエゴイズムで満たしながら作用します。

　皆さんがこのことを理解されると、「それなら、自我が四肢系から発して人間に働きかけるために珪土を使う仕方と、その自我が頭部から発して珪土を通して作用する仕方の間には何らかの相反関係があるはずだ」と言うでしょう。頭部では、自我はある意味でエゴイズムから自由になって作用します。霊学的にそれをしっかりと探究すると、自我は分化して作用することが分かるのです。

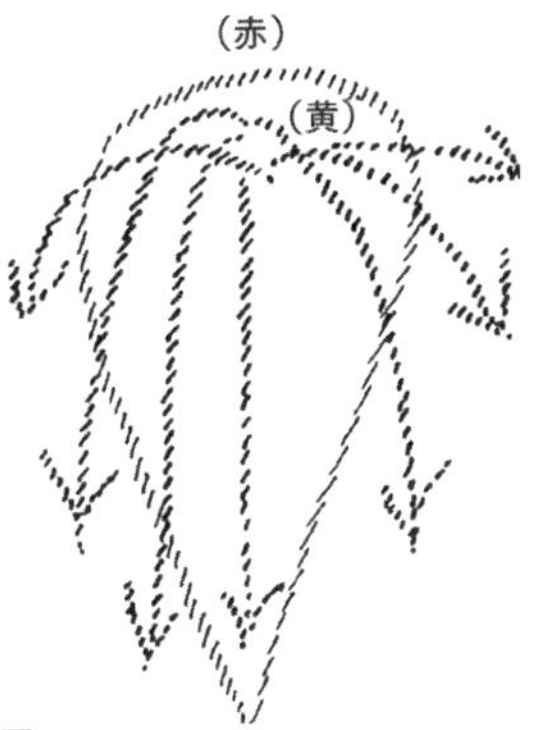

図 1-5

　この注目すべき作用を図式的に描くと、次のように言わなければならないでしょう。今論じているのは現実の機構の一つの要素としての自我のことですが、その自我が人間の中で珪土を通して（図1－5、赤の部分）四肢系から発して行っていることは基本的に、人間を一つにまとめ、人間の中に存在する一切のものを体液において未分化な統一体に束ねて、それを未分化な統一的全体にすることなのです。

同じプロセスであっても、力の面では極めて弱い珪土形成しかないものは全てその反対に作用します（図1－5）。それは分化し、放射する方向に作用します。人間は珪土によって下から上へと統合され未分化なものにされますが、一方では上から下へと分化され、細分化されます。つまり人間に関して言えば、頭部で器質的に存在している諸力は、一つひとつの器官への作用のために分化されるのです。それらの諸力は、心臓や肝臓などに正しく分散して、それぞれの諸器官の中で正しく作用するように、頭部有機体の中の特異な珪土プロセスによってそう促されるのです。

ここでは私たちの前には次のようなプロセスがあります。下から上へ作用する時に、人間の中で全てを無秩序に放り投げるプロセス。そして上から下へ作用する時には全てを造形的に個別に組織するプロセス、つまり人体機構を支配し個々の器官全体を秩序づけるプロセスです。人間において、一方では無秩序に入り混じることによって現れるものと、他方ではそれぞれが分割されて様々な器官の中へ入って行くことによって現れるものがあります。つまり統合する機構化に対して分化する機構化があるのです。それらが個々の人間において、どのように不規則的であり得るのか、ということに対する見方を理解できれば、ある人が何か調子が良くない時、その人をこの方向で治療することを次第に学んでいけるのです。それについては引き続き、講義の中で説明しましょう。ただ、この方向においては、検査に関して特別に慎重になる必要があります。人間の有機体を調べる時、通常の科学では何をするでしょうか。通常の科学は、例えば、「人間の有機体には珪土、フッ素、マグネシウム、カルシウムがある」と言います。通常の科学は珪土について、それは毛髪の中や、血中や、尿中にあると言います。そこで、「珪土は毛髪と尿の中にある」というこの二つの事柄を取り上げましょう。

唯物的な科学にとっては、毛髪を調べると、その中には珪土があり、尿を調べるとその中には珪土がある、と言う事実が存在するだけです。しかしながら、何らかの物質がどこかの中にあるというのは、まったく本質的なことではありません。なぜまったく本質的なことでないのかと言うと、珪土が毛髪中に含まれているのは、それがそこから作用するためです。つまり私たちは無意味に毛髪を有しているのではなく、毛髪からは諸力が有機体に向かって出て行っているのです。それは大変繊細な力であり、大変繊細な力が毛髪から再び有機体の中へと戻って行くのです。尿中に珪土があるのは、そうでなければ過剰になってしまうからです。不要なものは排泄されます。珪土が尿中にあることはまったく重要ではなく、そこで珪土は働いていません。働くべきでないもの、多すぎるものは外へ放出されます。有機体内に存在すべきでない珪土は、まったく意味が無いので尿中にあるのです。何か別の物質を調べてもそうなのです。たとえば、マグネシウムを取り上げてみましょう。もし歯の中にマグネシウムがなかったら、それは歯ではないでしょう。なぜなら、歯にとっては、歯の構築に最も関与する諸力が、マグネシウムプロセスの中に生きているからです。皆さんはレーマー教授（一）の講演で、それについて聞かれたでしょう。けれども唯物的な科学は、マグネシウムは乳汁の中にもあると言います。けれどもマグネシウムは、乳汁の中では何の意味もありません。乳汁存在のおかげで、乳汁にはその中に含まれるマグネシウムを排出できるだけの力強さがあるのです。つまり、マグネシウムは乳汁の中ではそれ自体としては存在価値がないのです。もちろんそれを分析することはできますが乳汁形成プロセスは、マグネシウムの力を突き放すことが可能であることによって生じ得るのです。マグネシウムは歯牙形成プロセスにおいては本質的なものであり、ダイナミックにそのプロセスに属しているものであるということを知ることによってのみ、歯牙形成プロセスと乳汁形成プロセスの中にある注目すべき相反について知ることができます。マグネシウムは、乳汁形成プロセスにおいては不要なものとして排出されます。そして似たようなものには、例えば、フッ素があります。フッ素は歯のエナメル質にとって重要であり、フッ素なしに歯の進化プロセス全体を理解することはできません。それは尿中にもありますが、そこでは排出プロセスとして、意味のないものとして存在します。尿中にフッ素があるのは、有機体がそれを必要とせず、それを排出するだけの力を有機体が保有しているということです。

何がどこにあるかを調べる単なる身体的な検査は、本質的なことに関してまったく重要ではありません。そうではなくて、何かが活動するものとして正しくその場所にあるのか、あるいは排出されたためにそこにあるのか、あらゆるところでそれを知っていなければなりません。それが重要なのです。そして本質的なことは、人間とその他の有機的存在を健康な状態と病気の状態において理解するために、以上のような概念を習得することなのです。ただし、今日の私たちの時代には繊細な概念についての一般的な教育はほとんどなされていません。そのため人はより抽象的に話さなければならず、そうすると実際には分かりにくくなってしまいます。したがって、一般的にお話ししようとする場合には、以上のような助けを求めることはまったくできないのです。唯物主義を克服しようとすると、多くの場合分かりにくくなってしまうことが多いのです。しかし、さらにまったく別の領域、つまり本来科学者が知っているはずの領域、科学者が調査できる事実が存在している領域の特徴的なものへと降りて行くなら、まさに霊学を通して次の地点に到ります。それは、物質として分析し、物理化学的な科学によって調べて、「ここにはそれが含まれており、あそこにはこれが含まれている」と言うことができるような何かについての考えは、人を誤謬にしか導かないということを示すことのできる地点なのです。

以上が、私が本日導入として述べたかったことです。明日はこの続きをお話しします。

第二講（一九二一年四月十二日）

昨日述べたように、人間をその超感覚的本質との関連で考察しましょう。今回はこの観点から病理的な現象と治療的な現象を考察するための話をします。昨日は、人間における本来の物質作用は基本的に頭部にのみ存在するという物質体の特性を説明しました。この物質体を正しく考察しようとするなら、当然、エーテル体を正しく具体的に考察できるようにならなければなりません。なぜなら人間を洞察すると、他から分離した物質体の作用は頭部にのみ存在することがわかるからです。人間の有機体のそれ以外の部位においては、物質体とそれより高次の超感覚的な諸構成要素との間の共同作用はもっと未分化なものです。ですから頭部では、超感覚的な構成要素そのものが思考、感情、意志の中で、あるいはそれらを通して、機能することができます。なぜなら頭部には超感覚的構成要素の、エーテル体の刻印、アストラル体の刻印、そして自我の刻印があるからです。これらが頭部にあるのです。これらは刻印として、いわば超感覚的な構成要素のイメージとして頭部にあります。ただ物質体だけが頭部ではまだ刻印を持たず、物質体は生きている間に刻印を造り出します。したがって物質体は、頭部においては純粋な物質作用を持っています。それ以外の部位においては、人間本来の性質の中に純粋な物質作用はありません。

「自我は自らを刻印する」と昨日私が述べたのは、何人かの参加者の方たちには理解されませんでした。ありきたりで物質的すぎる解釈をしなければ、「自我が自らを刻印する」という言葉を正しく理解できるでしょう。自我が自らの刻印として作り上げるものは、四肢代謝人間におけるように、自我だけが自由である場合には、それを石膏型のように調べることはできません。それはもっとずっと可動性のあるものなのです。立っている時よりも歩く時のほうが、その刻印がよく分かるでしょう。自我が作り上げる刻印は、人間が諸力との全体的な関連の中で歩いている時、または直立を保っている時に明らかになるような、力の体系の中にある刻印なのです。自我の物質的な刻印は、その力の体系の中にあります。つまり自我の刻印を、石膏型にたとえられるようなものの中に探すことはできません。今話しているのは、力の体系の中にある刻印です。そしてそれは結局のところ頭部にもあるのですが、ただ別の力の体系の中にあります。昨日私は、頭部はその中の様々な器官ごとに分化された仕方で暖められていて、それと同じ仕方で、自我は頭部の熱状態の中に自らを刻印すると説明しました。これが自我の刻印です。この自我の刻印もまた力の体系の中にある刻印ですが、まさにそれは熱の力の体系の中にある刻印なのです。このように、自我は極めて様々な仕方で刻印を作り上げます。人間の有機体の中で自我が他の共同作用から自由でいる場所では、それは純粋な、言うなれば機械的な力の刻印になります。それは平衡する力の刻印であり、動的な力の刻印です。四肢代謝人間に関しては、自我はこの力の刻印を作り上げます。しかし、このことに注意を払わなければなりません。なぜなら人間は実際には、立っているのか、歩いているのか、あるいは泳いでいるのかによって、それぞれ別の人間だからです。しかし、残念なことに、これについてはほんの少ししか注意が払われていません。そして、霊学的な観点から見ると、ほとんど顧慮されていないと思われる多くの事柄について、次のように言わざるを得ません。「現代科学が引く境界線においては、現代科学はこれ以上進むことはできないけれども、それでもなおその向こう側に事実が存在するということがはっきりと分かるのだ」

と。このことに関連して興味を持ったことがあるのですが、それについては、今は暗示するだけにしようと思います。つまり、皆さんにひとつの問いのように提示しようと思いますが、その答えはこの講義の経過の中でいずれ分かることでしょう。私はある論点について、一般的な文献を少し調べてみたのですが、それはとてもひどい状況で、ほとんど全ての文献には、吸い込む窒素の量と吐き出す窒素の量に違いはないと書いてあるのです。この記述はどこでも見つけることができます。しかしそれは真実ではありません。数字的なデータは、それは真実ではなく、吸い込まれた窒素より吐き出された窒素の方が多いのだということを即座に証明します。唯物論はこの差異をどのように扱ったら良いのか分からないので、この差異を無かったことにしてしまうのです。唯物論はただその上を通り過ぎて行くだけなのです。このようなことは、現代科学においてはよく見られます。先ほど言いましたように、ここではとりあえず一つの問いとして置いておきますが、この問題はあとでまた取り上げようと思います。

次に、人間においてエーテル体として存在するものに移ります。当然のことですが、単なる物質的な科学では、このエーテル体を、分化した形で観察することはできません。しかし、このようなエーテル体の存在を確信することができるようになれば、次のように言わざるを得なくなるでしょう。「もし肉体を観察して、胃や心臓や肝臓はみな輪郭がぼんやりと一つになっていると言う人がいたら、どう思うか」。しかし、もしエーテル体をただ単に少し分化した霧のような雲とみなすのであれば、エーテル体に対してそのような態度を取ることと同じになります。エーテル体を実際に研究しなければなりません。そうすれば、そのエーテル体の研究が、前回の講座ですでに別の観点から考察した本当に本質的な考えといかに関係しているかが、今ここで分かるようになるでしょう。今日はその考えについて、より霊学的な観点から示すつもりです。

エーテルを全体として考察すると、人間のエーテル体はその一部分であり、特別な分離体です。エーテル一般を考察するなら、皆さんが一般的な霊学の文献からすでに知っているように、エーテルは未分化なものではなく、四種類のエーテルからなっていることが分かります。それは熱エーテル、光エーテル、化学エーテル、そして生命エーテルです。光エーテルとは、目が見える者の立場から作られた言葉です。目が見える者にとっては、光と関係するものが、このエーテルの最も優位な作用です。しかし、光エーテルの中には他の作用もあります。しかし私たちの大半は目が見える人間なので、他の作用については無視しているのです。もし人類の多くが盲目であれば、このエーテルに別の名前を与えるに違いありません。なぜなら、その場合には別のものがより強く際立つからです。目の見えない人では実際にそうなっています。

第三のエーテルは化学エーテルです。化学エーテルは、主としてエーテルスペクトルのいわば化学的な部分で作用します。化学エーテルについて語る時には、化学的な合成において作用する何らかの諸力ではなく、それらに対して内的に、かつ対極的に対抗している諸力について考えねばなりません。エーテル諸力は常に、身体物質の中で作用している諸力に対極的に対抗しています。

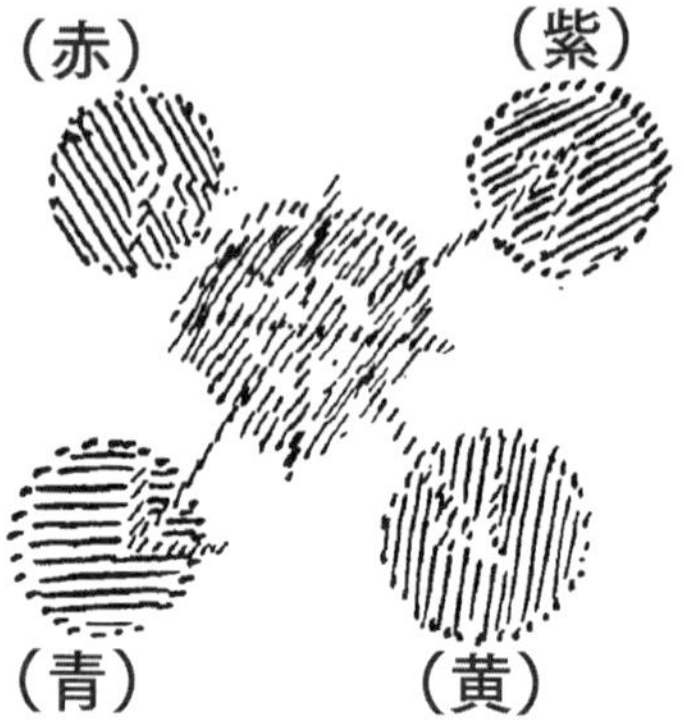

図 2-1

います。つまり、ある化学的な合成が行われると、エーテル諸力は分解する方向に作用します。どの合成する諸力の中にも分解する諸力があります。そして、ある化学的な分解を行うと、霊的な観察者にとっては次のようになります。ある化学的な分解を行うとします。これを図で描きます（図２－１）。化学的にある素材（Substanz）を分解すると、エーテル諸力は互いに統合することによって、エーテル本体はかえって濃縮して後に残ります。それはまるで人間が死ぬと魂的霊的なものが残るのと同じです。化学的な分解をする人が、(もしこのように言って良ければ)霊眼で観察すると、物質(Stoffe)を分解した後には、よりいっそう濃縮した姿でその化学物質の亡霊が現れ、それが後に残ります。化学エーテルの諸力を、単なる化学的な諸力、つまり合成し分解する諸力と考えるのではなく、常にこれらの諸力に対極的に対抗するものであると考えなければなりません。そして次に、生命エーテルは全ての有機的な存在において実際に生命を与える要素であり、特別な種類のエーテルと見なすことができます。

生命エーテル
化学エーテル
―――
光エーテル
熱エーテル

さて、これらのエーテルは宇宙に普遍的に実在するのですが、それ自体を直接物質的に観察することはもちろんできません。この点については、今日の科学は以前よりは少し正直になりました。なぜなら科学は、エーテル理論を単なる物質的な考察から作り出すことはできないと分かったからです。科学は無数の理論を作り出した後で、「そもそもエーテルは存在しない。エーテルなしで宇宙を説明すべきである」と相対性理論の中で述べるに至りました。つまり、科学は正直になり、アインシュタイン（二）は、物質的な観察によってはエーテルに到達することはできず、そして他の観察方法もないと述べたのです。エーテルを観察することができなくなったので、人々はそれをただ単に排除したのです。

重要なのは、何か超感覚的なものが物質的感覚的なものの中に刻印を作り上げると、そこに刻印として現れたものは、その該当する超感覚的なものを透過するようになるということです。つまり、普遍的なエーテルは、人間の頭部の水性部分に刻印を作り上げます。私たちが脳の水性の内容とみなすべきものを、分化していない水とみなしてはなりません。そうではなくて、それは、固体部分が機構化されているのと同じように、内的に完全に機構化されているのです。スケッチを描くようにして人間を見るのは、本当におかしな観察方法としか言えません。肝臓や胃も含めて人間をスケッチすると、それは液体部分と気体部分の中に入り込んで固体化したもののシルエットが描かれるにすぎません。小さな粒子としてその中に存在するものだけを、私たちは描いているのです。けれどもそれは人間全体の十パーセントですらありません。人間を物質的に観察すると、実際には、人間は同様に水機構や空気機構や熱機構でもあるのです。水、つまり液体は、固体と同様に人間の中で機構化されています。けれども解剖図や、生理学的な図を描く時には、決してそれを描きません。ただし、人間の水性の内容はもちろん実質的なものなので、絶えず分解と再生を繰り返しています。それは、ほんの一瞬だけいわば形態の中に保持されます。それは、かろうじて形態化されるだけなのです。

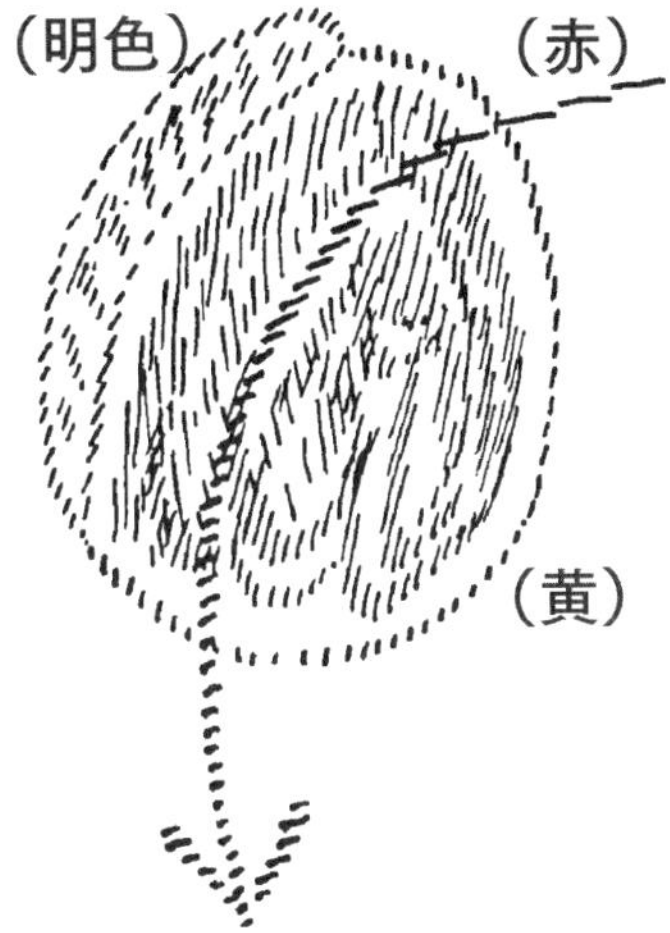

図 2-2

頭部のこの水性部分の中に、エーテル的なものの刻印が見られます。したがって、後頭部でとりわけ発達している物質作用を図で描くと、このように描かなければならないでしょう（図２－２、明色）。その物質作用は、もちろん有機体全体にくまなく放射しています。次に、残りの水性部分を描かなければなりません（図２－２、黄色）。これは完全に機構化されているので、この水性部分はエーテル本性の刻印です。常に刻印はこのように透過性のあるものになります。眼は、真にゲーテ的な意味で本質的に考察すると、光の創造物であり、それゆえ眼は光を透過するのです。眼が光から生じたというのは単に一つのイメージではなく、深い叡智です。眼が実際に外から内へと機構化されたということは、胎生学的にも観察できます。眼は光によって機構化されたので、光を透過するのです。しかし人間の頭部全体としては、その液体機構を通してエーテル的なものを透過します。なぜなら頭部はエーテルから作り出された刻印だからです。そこでこの様に言えます。「ここでエーテル的なものは頭部を通り抜けて行くことができる（図2－2、赤の矢印）。それは、何らかの方法で阻止されることや通過を妨害されることはまったくなく、人間の有機体のその他の部分に浸透して行くことができる」。

これは霊学的にもきちんと観察することのできる事柄です。しかしその場合には、ひとつ修正しなければならない点があります。それは、人間の頭部のこの部分は、熱エーテルと光エーテルだけに透過性があるということです。つまり、外から人間の頭部に作用できるのは、熱エーテルと光エーテルだけなのです。熱エーテルは、直接的な熱の照射によって作用するのではなく、私たちがある特定の気候の地域にいることによって人間の頭部に作用します。つまり、人間の頭部に及ぼす熱エーテルの作用は、汗をかく、かかないといったことに求めることはできず、赤道地帯か温帯か、あるいは寒冷地帯に住んでいるかと言ったこととの関連に求められるのです。人間の頭部と熱エーテルとの関係は、ただ単に外から照射するものとの外的な関係よりもはるかに深いのです。私たちが生理学の範囲で考えるなら、同じような考え方をしなければなりません。心理学であれば違うでしょうが、今それはできません。人間の有機体に及ぼす光エーテルの影響は、単なる光の作用よりもはるかに持続性があるので、この光エーテルの作用は人間の頭部のエーテル的刻印を通り抜けていき、そして人間全体を完全に機構化します。さて、すでに述べたように人間の頭部機構は熱エーテルと光エーテルに対して透過性があります。人間の頭部が化学エーテルと生命エーテルに対していくらか透過性があるというのは、まったく正しいという訳ではありませんが、おおよそのところ正しいです。けれども、ここではそれについては無視することができます。なぜなら、いくらか透過性があったとしても、その結果は、次のようなことだからです。化学エーテルと生命エーテルとして存在するものは、すでに説明したことからわかるように、頭部機構によって退けられます。それは退けられるのですが、その代わりに、それは人間の有機体を通り抜けて行きます。人間が人間として地上で生きるだけで、人間は内的に、生命エーテルと化学エーテルで満たされるのです。

熱エーテルと光エーテルの作用は、あらゆる側から射し込んで来ます（図2-3の上からの矢印）。そして化学エーテルと生命エーテルの作用は、四肢代謝系を通って上方に向かって、熱エーテルと光エーテルに対向して放射します（図2-3、下からの矢印）。人間の頭部は生命エーテルと化学エーテルをできるだけほんの少ししか受け入れないように、細心の注意を払って機構化されていますが、その代わり、四肢代謝有機体は、まさに地球の自然の諸力から生命エーテルと化学エーテルを吸収します。この二種類のエーテルは人間の中で出会います。一方では、生命エーテルと化学エーテルが下から上へと流れ、他方では、熱エーテルと光エーテルが上から下へと流れます。この二種類のエーテルによって、人間の機構は秩序正しく区分され、それによってひとつの高みに到達します。人間はそのように機構化されているのです。

上から射し込んで来るもの、つまり光エーテルと熱エーテルは、上から流れ込む以外の経路で下部機構に有機的に受け入れられることはないということが、人間有機体にとって必要です、そして同様に、何か別のものが下から上に向かって流れ込むべきではありません。つまり、外側からは光エーテルと熱エーテル、下からは生命エーテルと化学エーテルが流れ込まなければなりません。そしてこの両者は、人間自らが正常な機構の中に留まろうとするときに保持されなければならない機構によって、人間の中での共同作用へと導かれます。まず、明らかに栄養不良の人をじっくり観察して考察すると、この共同作用がどのようなものであるかを理解することができます。明らかに栄養不良の人を観察して考察すると、あるイマジネーション的な印象を得ます。このイマジネーション的な印象には、イマジネーションの存在に一度気づかされるだけで、簡単に到達できます。というのは、人間の病的状態を観察する時ほど、イマジネーションが容易に呼び起こされることはないからです。さて、栄養不良の人を見ると、その人の代謝機構、つまり代謝

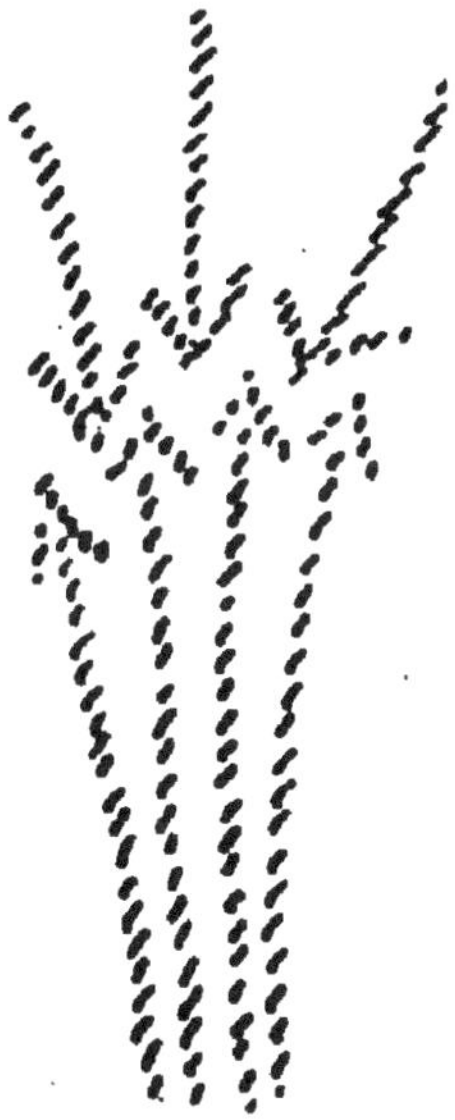

図 2-3

の中で起こっているものが、エーテルをしばりつけて離さない状態であるということがわかります。栄養不良の人の胃や肝臓を観察すると、それらは生命エーテルと化学エーテルを引き留めていることがわかるのです。それらはエーテルを自分に結びつけ離しません。すると栄養不良の人には、上に流れる生命エーテルと化学エーテルが不足します。それによって光エーテルと熱エーテルは上から人間を圧迫します。その結果、その人の有機体は、以前に頭部で光エーテルと熱エーテルが生じさせたような性質を身につけます。それらは有機体全体をいわば頭部機構に過度に似たものに作り変えてしまいます。人は栄養不良になることによって、ほとんど頭だけになります。人は栄養不良になると、頭人間になってしまうのです。栄養不良の研究で特別重要なのはこのことなのです。今度は、栄養不良とは逆のことで苦しんでいる人を観察してみましょう。これらの症状は特別な状態によって現れますが、私たちはそれを常に正しく観察できなければなりません。皆さんは当然、「栄養不良の反対は何か」と問うでしょう。霊学を研究する者にとって栄養不良の反対の一つは、例えば脳軟化と呼ばれているものです。頭部にのみあるべきもの、上部有機体の中だけに入り込むものが、全身に満ちていることが栄養不良の原因になっているのと同じように、頭部の脳軟化の原因は、腹部にのみあるべきもの、脳には属さず腹部にのみ属すもの、腹部においてのみ機構化して働いているものが、頭の中に満ちていることです。そのせいで有機体は、消化プロセスで受け取るものを非常に活発に処理します。有機体はその処理を進め過ぎて、それが頭の中へ入るための門を通り抜ける前に、充分にそれを押し留めることができません。その結果、当然その人の機構にとっては、頭の中へ過剰なものが注ぎ込まれることになり、そうすると過食が生じます。これらの事柄も、それが継続する場合についてはっきりと観察されなければなりません。なぜなら、私たちが今論じている領域で何かを得るためには、このようなプロセスが継続するときのイメージを描くことが本当に重要だからです。食事を摂り、消化し、下腹部で処理し、頭に養分を送る等々の、出発点ではまったく正常であるこれらのプロセスが、今度は継続され、機構によって正常であると定められた目標を越えてしまうと何が起こるでしょうか。栄養不良の人では、下部で生じる不規則性によって、この二種類のエーテルの異常な共同作用が生じます。あるいは栄養過多の人でも、上部の不規則性によって異常な共同作用が生じます。これらの二種類のエーテルは、人間の有機体内で本来しなければならないようには共同作用を行わないということです。そして外側から作用しているエーテルが、内側から上へ行こうとするエーテルと間違った共同作用を行うと、以下のことが生じます。外側から作用し、そして正しい場所に留まらず、人間に浸透すべき状態よりももっと強く浸透するエーテルはどれも、人間の有機体にとっては毒であり、有害な作用を持っているのです。エーテルが正しい場所で留められなければ、そのエーテルは人間の機構にとっては毒なのです。外側から作用するエーテルは正しい方法で、内側から上に行こうとするエーテルと出会う必要があります。

そして次に、内側から作用するもう一方の種類のエーテルに注意を向けると、このエーテルの作用が限度を超えた場合、人間にとっては全般的に軟化させる作用となることがわかります。その反対に人間がエーテル的に硬化することによって有毒な作用が生じるのですが、もう一方の作用によって人間は溶けてしまうのです。生命が過剰にその人に注ぎ込まれ、化学的で対極的なものが過剰に注ぎ込まれます。するとその人は持ちこたえられずにふやけてしまいます。これも二つの対極的な作用から起こります。有毒な作用とふやけさせる作用です。人をそのように観察すると、「それではいったい人間とは何か」と皆さんは自問するでしょう。人間は物質的な人間という点で、二種類のエーテルを正しく区別して正しく共同作用を行わせる一つの有機的存在です。人間の機構全体は、実際に二種類のエーテルを自分の中で正しく共同作用させるようにできているのです。

さて、私が「人間は完全に機構化されている」と述べたことに近づいて来ました。人間は水に関して、空気や熱に関して、内的に分化されている、つまり機構化されている、ということはすぐに分かります。しかし、人間はまたエーテルとの関連においても分化されています。ただこの分化は変動するものなのです。それは人間の中で、一方では上から下へ、そして周辺から突き進んで来る光エーテルと熱エーテル、そして他方では下から上に、遠心的に外側へ突き進んで行く生命エーテルと化学エーテル、この両者によって絶え間なく生起するものであり、継続する共同作用です。それによって、エーテルの産物としての人間が生じ、それはこの二種類のエーテルの衝突によってできた渦巻きが姿を変えたものなのです。皆さんの前に立っている人間の姿は、この二種類のエーテルの共同作用から理解されねばなりません。例えば、栄養不良と栄養過多といったまだ目立たない段階のプロセスから、病気の人間と健康な人間についてのイメージをつくることが重要です。器質的な栄養過多とは何でしょうか。例えば、ただ単に胃をいっぱいにするくらいではまだ栄養過多とは言えません。消化能力が良すぎる場合には、消化プロセスが損なわれて食物が消化されない場合に比べると、栄養過多になることはずっと少ないのです。つまり、まだ正常な人間に完全に属しているこの初期のプロセスを観察する時に認められるものから出発しなければならないのです。このようにも言えるでしょう。「もし病気になることがなかったならば、私たちは人間でいることはまったくできないでしょう。なぜなら病気であるということは、私たちにとって絶対に必要なプロセスの継続が、その度合いを越えたということに過ぎないのだから」。健康であることは、病気のプロセスと治癒のプロセスが適切なバランスの中にある状態のことです。つまり人は、病気のプロセスが現れる時に危険にさらされるだけでなく、治癒のプロセスが行き過ぎる時にも危険にさらされるのです。ですから、治癒プロセスを導入する時は強すぎてはなりません。そうでないと、もう一方の目標を越えて行き過ぎてしまいます。病気を取り除いて、病気がゼロの地点に達すると、今度はもう一方の方向へ飛び出してしまいます。

このことは、古代の人間の直観にはまだ本能的な治療的直観があったということを理解した時に、特に明らかになります。このテーマに取り組んだ人であれば誰でも、古い文化には人間の本能に由来する素晴らしい治療的直観があったことを認めると思います。この治療的直観は意識によって理解することはできませんでしたが、確かに存在したのです。そして、野蛮な現代の人々のように、この治療的直観が退廃の中にあるところにおいても、まだ強い感銘を与えることができるのです。それほど昔ではありませんが、以前この問題について、他の専門分野で大変学識のある人々の間で、いくらか素人のようなやり取りが交わされ、注目をあびたことがありました。イエーナの学者とベルリンの学者の間でピテカントロプス・エレクトゥスについての論争が勃発した時、ご存じのように、フィルヒョウ（三）はヘッケル（四）に反論し、デュボア（五）によって発見されたピテカントロプスには、人為的に治療プロセスが導入されたと現代の医師が解釈できるような、明らかに骨の傷が治った痕があると主張しました。それはフィルヒョウの主要な反論の一つでしたが、彼はこのピテカントロプス・エレクトゥスは、医師によって治療されたのだと結論づけました。つまり、今フィルヒョウが大学にいるように、その頃すでに医師たちがそこにいて、外的な治療をもたらしたに違いないと主張したのです。今の人類はその頃まだ存在しなかったのだから、ピテカントロプスは中間種ではなく、別の人類であるに違いないと言ったのです。あるいはまた、もしその頃にきちんとした医師がいたならば、猿人を治療できたかもしれませんが、そのようには考えられませんでした。もう一方の人々は、やはり素人みたいに首を突っ込み、単に一般的な感覚から「動物の場合は人間が介入することなく、自然治癒が生じる。ピテカントロプスに起こった治癒はこれと同じように見える」と述べたのです。

私が言いたいのは、今日いかに不明瞭な概念が蔓延しているかということです。それについては一八九〇年初頭に多く執筆され、本も出版されました。そのため、そのような学者の論争から、このような事柄が今日どのように現れてくるのかが分かるのです。

つまり、原始的な人類の本能的なイメージのうちには、すでに本能的な治療と呼んでもよいものが見られます。この本能的な治療は、大変重要な教義をもたらしました。それは、「その人が誰であろうと、信頼できない人には医術を伝えてはならない。なぜなら彼らにそれを伝えることによって、同時に病気を起こす術を漏らすことになってしまうからだ」というものです。これは原始医学の教義のひとつであり、道徳的にも厳しく遵守されました。そしてその教義は、なぜ学問所で物事が秘密に保たれたのかという理由を説明するもののひとつでした。

大事なのは、病気を起こすプロセスの中にあるのは、健康な人間の中に必ずなければならないものの継続にすぎないということです。もし私たちが病気にならないならば、考えることも感じることもできなかったでしょう。思考と感情において最終的に魂的に現れるものは全て、有機体ではひとつの力の体系であって、それは、限度を越えてしまうと人を病気にしてしまいます。そして、もうひとつは、本来の物質プロセスは人間の頭部の一部分でのみ生じているということです。頭部で生じているこの物質プロセスは、人間の自我体験に必然的にともなう現象のひとつです。このプロセスに障害が起こると、つまり人間の中で生命力のプロセスがこの純粋な物質プロセスを凌駕してはびこると、自我はある意味で意識の中でも弱められてしまうのです。人が我を忘れたり、知的障害やそれに類似した状態になるのは全て、人間の中で純粋に物質プロセスとして起こったことに基づいていて、そこから認識されなければなりません。もちろんそれ以外にも他の器質的な原因もあり得ます。

人間の頭部から始まり、そこから全有機体を通して放射するものは、純粋に物質的なプロセスであり、このプロセスは死んだ瞬間に有機体全体に注ぎ込まれます。この死の瞬間は、人間の頭部の中に常に存在していて、集中的にそこから始まります。ただそれは、もう一方の有機体の生命化プロセスによって無力化されます。人間は自分に死をもたらす力を絶えず自らの中に担っています。そして人間が死の力を自分の中に担っていなかったなら、人間に自我はなかったでしょう。物質的に地上を歩き回る人間として、つまり物質的な人間として、もし人間が不死であることを望むことができるとすれば、それは、人が自我意識を持つことを放棄する時でしかありません。このことを外的に検証するには、ある種の深い観察能力を習得することが必要です。しかし、その逆に作用する若返り療法が、人間の霊的魂的状態にどのような影響を及ぼすか、それに関する学術論文がたくさん書かれるならば、大きな実りをもたらすでしょう。その際に、もちろんそのような若返り療法に対して何か反対意見を述べるべきではありません。なぜなら、たとえその代償として少し知的に衰えたとしても、もし二、三年、年を取るのを遅らせることが可能なら、人はそれを、自分の願望に十分にかなうものだと考えるからです。しかし、これらの事柄は、例えば吸気よりも呼気の方が含まれる窒素の量が多いといったことと同じように、現実に確かに存在しているのに見過ごされている事柄ですが、病気のプロセスと治癒のプロセスを事実に即して理解しようとする人は、そのような事柄をしっかりと考慮しなければなりません。なぜなら、人間の機構の精緻さを理解すればするほど、病気のプロセスとして表に現れるプロセスの認識に近づくからです。病気のプロセスは、この精緻なプロセスがより粗野なプロセスに変換したものにほかならないからです。私が述べたのは、この精緻なプロセスのより粗野なものへの変換にすぎません。けれども、人間の中で物質プロセスとして働くもの、物質プロセスとして人間を貫いているものに対して、自我はできるだけ長く対抗します。自我はこの対抗作用、反作用と結びついています。この物質プロセスが強くなりすぎないかぎり、自我はそれに対抗します。この物質プロセスは、常に人の有機体内にある死のプロセスであり、最終的に死ぬ際に存在するものです。

もちろんこの物質プロセスが異常に増大すると、自我はこのプロセスをもう制御することができず、自我は物質体から離れなければなりません。それと同じ事態は、もちろん、過剰な物質作用が体のどこかの部位に現れて、若い時期に他の部位を巻き込むことによっても生じるかもしれません。そこで、このように言えるでしょう。「人の自我は死と密接に結びついている」。

自我－死

自我を的確に研究するのに最善の方法は、死を研究することです。しかしそれは、一般に人が死を様々に想像するような漠然としたやり方ではありません。現代人は、機械が壊れるように死をイメージします。それは現代人が、死とは何かが終わることだとしか考えないからです。人々は本当のプロセスをイメージできません。そのため、機械が壊れるように死をイメージするのです。けれども、ものごとをそのように考えても意味は無く、具体的な状況を捉えねばなりません。生命の停止が死ではなく、私がここで述べたことが人にとっての死であり、それは動物にとっての死とはまったく別のものです。人の死と動物の死をまったく同じもののように考える人は、かみそりで肉を切り始める人と同じです。彼らはかみそりを見て、刃は刃だと言うのです。そのような人にとっては、死は死なのです。人の死は、私が述べたように、動物の死とはまったく違うものです。動物の場合は自我とまったく何の関係もなく、アストラル体だけが関係しています。そのため動物の死はまったく別のものであり、その死はまったく違う種類のアストラル体の作用によります。

病気とは、死をもたらす諸力が弱まっている状態であり、いわばそれらの諸力が正常な有機体の中で弱まっている状態なのです。死が自我に組み込まれているように、病気は人間のアストラル体に組み込まれています。

アストラル体―病気

アストラル体には、本来、病気のプロセスと関係するものがあります。アストラル体の行うことが、エーテル体の中へ自らを刻み込みます。したがって病気は、病気そのものが刻印された形でエーテル体に現れます。しかしながら、エーテル体は病気と直接関係してはいません。

先ほど皆さんに、二種類のエーテルの不規則な相互流入と相互作用の刻印について説明しました。そこで不規則に生起するものは、エーテル体の中に形を現したアストラル体の作用そのものなのです。もし人がより詳しくそれを観察すると、アストラル体の中に行き着きます。それについて、さらに詳しく述べようと思います。すると病気に対して対極的に対抗するものが見つかります。それが健康です。

エーテル体ー健康

健康について最初から定義しない方が良いと思いますが、病気がアストラル体に、死が自我に関係しているように、健康はエーテル体と関係していることが、この類似性からわかるでしょう。それは、霊の研究にとってもますます明らかです。したがって、治癒する、または健康にするとは、アストラル体に由来する病気を起こす作用に対して、エーテル体において反作用を形成する可能性を持つということです。まさに病気を起こすプロセスであるアストラル体の諸力を無力化するために、エーテル体から作用させる必要があります。

そして、さらに四番目のものがあります。これはある意味で死の対極にあるものです。ここでまず言っておかなければならないのは、具体的に観察した場合に死が訪れるのは、人間の内部の機構全体が物質的なものの中に移行し、もはやしっかりとした栄養プロセスを導き入れることができなくなる時だということです。それが老衰による死です。老衰による死とは、要するに、有機体内で物質を受け入れることができなくなったことなのです。基本的にこの現象はまだきちんと観察されてはいません。なぜなら、人は通常、人生の盛りの時期かそれ以前に、衰弱が現れるよりも早く他の原因によって死んでしまうので、その現象はほとんど観察することができないからです。けれども実際にそれは栄養活動の機能不全なのです。肉体はもう栄養活動を完全には遂行できなくなります。肉体は、それをするには物質的になりすぎてしまったのです。そのように、死の対極は栄養活動であり、そして栄養活動は人間の中で物質体に属しています。

物質体―栄養活動

一方、これらの出来事は逆向きにも作用を及ぼします。物質体で遂行される栄養活動は、エーテル体に作用を及ぼすので、人を健康にする作用とも関係があります。それはまた、アストラル体に由来するものに対して、反応として作用を返すものでもあります。

私がここで示したことを、身近な生活の中で観察してみると、それを反対側からも検証することができます。私たちの霊学で以前から周知のことを考えてみるなら、ここに一本の線を引かなければならなくなります。

自我－死
アストラル体－病気

エーテル体－健康
物質体－栄養活動

なぜなら部分的には、少なくとも頭部機構と呼吸機構については、自我とアストラル体は睡眠中に、物質体とエーテル体から完全に離れるからです。代謝人間と循環人間については、自我とアストラル体は内部に留まります。「自我とアストラル体は外へ出て行く」と言うのは、正確ではありません。正しく言えば実はこうなります、「睡眠中、頭部機構については、自我とアストラル体は物質体とエーテル体から出て行く、しかし代謝機構と循環機構の中では、自我機構とアストラル体は物質体とエーテル体にさらにしっかりと浸透する」。これについては、すでに何年も前から何度も示唆してきました。それはひとつの交替現象なのです。地球上で昼と夜が交替するとき、それに並行して起こる現象なのです。もちろん、地球全体が昼になり、地球全体が夜になる訳ではなく、状況によって昼と夜が入れ替わります。人間の睡眠と覚醒における昼と夜の正確な刻印においても、まったく同じことが言えます。覚醒時には、頭部機構と呼吸機構の物質体とエーテル体は、自我とアストラル体に密接に結びついています。そして睡眠中は、代謝機構と循環機構の物質体とエーテル体は、覚醒時よりももっと密接に自我とアストラル体に結びついています。これはひとつの交替現象であり、睡眠と覚醒とともに生じる、本当にリズムカルなプロセスなのです。

そこでやはり、「睡眠中は、少なくとも人間の上部機構については、アストラル体は自我とともに外へ出て行く」と言うことができます。しかしここで、ある人の場合には頭部機構について、もしかすると呼吸機構についても、アストラル体と自我が、頭部と呼吸機構を強く捉えすぎているということが観察によってみられることがあります。アストラル体と自我がそれらを強く捉えすぎ、強くつかみすぎている場合は、そのアストラル体は病気を起こす力を使ってそれを行っています。そうすると、このアストラル体を再び頭部機構と呼吸機構から外へ追い出し、ある方法で互いに分離させ、それから正常な関係が生じるように対処しなければならない状況になります。ごく微量の燐と硫黄を投与する時にこれが起こることが観察できます。少量の燐と硫黄は、物質体とエーテル体の中に強く根を下ろし過ぎているアストラル体を外へ投げ出す作用がありま す。硫黄はアストラル体に、燐は自我により強く作用します。しかし、もちろん自我はアストラル体を貫いて機構化しているので、実際にはアストラル体と一つになって作用します。このようなことがわかると、ある人が病的な状態になり、その上過剰に眠くなるといった症状の特徴がある時、その人がどのような状態にあるのかを直接洞察できます。つまり、ある人に病気の症状があり、それに付随した症状として、もうろうとした意識状態に陥るといった症状もある場合には、私が説明したように燐と硫黄を使った方法で対処することが必要となります。

けれども、自我を伴ったアストラル体の物質体への介入があまりにも少ないという別の状態が、代謝有機体と循環有機体の中に現れると、アストラル体と自我にこう言わねばなりません。「どうかもっと中まで入って下さい。人間の中でもっと積極的に働いて下さい」と。この場合は、希釈し過ぎない亜砒酸を使うことが大切です。それはアストラル体を物質有機体の中へ引き込むように作用します。

そしてここで、具体的な人間観全体から導き出された方法によって、以下のことを指摘しておきます。アストラル体が内部で活発になりすぎると、物質体に対して強く作用しすぎます。この場合は硫黄と燐で対処します。アストラル体の作用が弱すぎると、つまりアストラル体自体が怠けすぎると、エーテル体が優勢になります。下から働くものに対抗する抵抗力が十分でないために、エーテル体が優勢になります。この場合は、砒素で対処できます。

このように、燐、硫黄作用と砒素作用には、二つの対極的な反対作用があるのです。そして今度は、次のように言わねばならなくなります。「それは単にどちらかの極の法則性によって生じたのではない。なぜなら、一方の部位にみられる不規則性には同時に反作用があり、もう一方の部位での逆の不規則性に続いていくからだ。上部人間の不規則性はすぐに、下部人間の不規則性の中に現れる」と。この二つの不規則性の相互作用は、もっとも魅力的なもののひとつです。それは、人生にとってというよりも、臨床的な観察にとって魅力的なものなのです。この互いに不規則に入り交じった作用は、二つの活動が同時に起こるのではなく、上での弱すぎる活動が、下での強すぎる活動を呼び起こし、あるいは逆に、下での強すぎる活動が上での弱すぎる活動を呼び起こします。この状況は、部位と方向性に関して対極の関係にあるだけでなく、もちろん強さに関しても対極の関係にあります。この互いに入り混じった作用は、人間の本質における最も複雑な事柄です。それについて洞察すると、この両者の間で均衡を取るために、人間が持っている諸力を使ってバランスを取らなければならないという認識が生まれます。その助けとなるのが、アンチモン作用です。アンチモン作用は、今日では多かれ少なかれ、通常の医学からはまったく無視されています。しかし、今日ではもはや理解されない方法でアンチモンは作用します。昔はそれが知られていました。アンチモン作用は、その作用を非常に強く人間の内部に伝えて、ある種の均衡点を作り出すことに基づいています。燐、砒素、アンチモンによって人間の中で起こる事に関して、これらの物質の対立的な振る舞いを観察するのは、実際極めて興味深いことです。そして外界の物質の中である種の静止へと至ったものでも、それが人間の中で作用するようになる時には、その本当の性質を表します。なぜなら、その時はじめて、そこにまだ生きているものが分かるからです。それに対して、外からは、生成プロセスから作り出されたものを見ているだけなのです。外面的に砒素を見ると、外界においては一つのプロセスの終わりを見ますが、人間の内部においては、そのプロセスの始まりを見ます。したがって、人が外界で観察するものが、同時に人間の有機体の内部で何をなすかを知らなければ、それを物質として認識することは決してありません。つまり化学もあれば、反化学もあるのです。化学が意味するものは、前と後ろのある存在を、単に後ろから観察しただけに過ぎません。後ろのある存在を、前からも観察する必要があります。するとこの二つの観点を統合することによって、はじめて存在全体の印象が得られることになります。ある物質の中で生きているものを、まずその物質を見ることで後ろから観察すれば、次には前からも、その物質が人間の有機体内でどのように作用しているかを見る必要があります。化学だけではなく、反化学も推し進めなければならないのです。そして化学と反化学の共同作業によってはじめて、本当に基盤となっているものについての認識が生まれます。この続きは明日行います。

第三講（一九二一年四月十三日）

病気研究の本来の領域は、アストラル体の不適切な作用が最も顕著に現れる諸々の疾患です。アストラル体のこの作用が最もはっきり現れる病気は、胸郭で囲まれた空間の内部で観察される病気です。この領域は、病気の研究にとっては最も重要な領域ですが、同時に、治療を理解する時には最も難しい領域です。人間本性のこの領域は、シャイデガー医師（六）が最初の連続講義において聴衆の医師たちを前に行った講演で特に強調した例の欠点が、近年医術の中に現れる一番のきっかけとなった部位です。その時に強調されたのは、医学の新たな発展が、いかに病理学においては進歩を押し進め、治療学においてはある種のニヒリズムにつながったかということです。その時に行われたその意義深い論述は、今日私たちが重視しなければならないことを、しっかりと考慮するように示唆するものでした。

人間の胸部領域と循環領域の病気は、頭部器官と神経感覚器官における病気と、本来の代謝系における病気の両方と互いに密接に関連しあっていますが、それにもかかわらず、ある点で非常に異なっています。頭部機構は、昨日学んだように、エーテル的なものとアストラル的なもの、そして自我に対して透過性があるので特別に扱わねばなりません。胸部器官は、エーテル的なものにはもはや透過性がなく、アストラル的なものと自我に対して透過性があります。胸部諸器官では、物質体とエーテル体が密接に働いています。そしてこの共同作業は一つの統一体をなしています。これは胸部有機体における単なる物質的な諸経過の総和なのではなく、エーテル的なものと物質的なものの共同作用です。そこで起こっている胸部にとって特に重要なことは、基本的には植物化です。ただこの植物化は、人間有機体内で植物化と関係している他の全てのものによってほとんど隠され、修正されています。胸部器官にとって重要なのは、植物化プロセスであり、それはアストラル的なものと自我から来る全てのものと出会い、それらとの相互作用に入って行きます。これは特に考慮する必要があります。

さて、昨日私は「アストラル的なものが、病気を生じさせるもののもともとの担い手であり、それゆえ胸部には本来の病気を生じさせるものを働かせるきっかけが常に存在する」と述べました。なぜなら、病気を生じさせるものは、胸部器官において、健康にするものと絶えず相互に作用し合っているからです。人間の正常な状態は、人がこの領域で常に振り子のように揺れ動くことによって成り立っています。つまり、絶えず存在する病気を生じさせる力は、健康な人間の持つ強い力によって無力化されますが、またその逆に、異常成長をもたらす過剰な健康に対しては、アストラル的なものによる制御がエーテル的なものにおいて常に対峙しています。しかし今度は、このアストラル的なものが度を越え、肉体を強く捉えすぎると、病気をもたらすことになります。胸部諸器官に関するこの状況は、それが、ある一つのリズムがもたらす結果なので、極めて重要です。そしてこのリズムの結果は、一方では頭部で生じている全てのことから影響を受け、他方では代謝で生じている全てのことから影響を受けます。ですから私たちは、この必要不可欠なリズムのバランスの原因は胸部の外にあり、したがって「人間の胸部諸器官にあるものは主として作用だけであり、取り除かれるべき原因は胸部諸器官そのものにはない」と言うことができます。人間の認識能力が事物の直観的な理解からまったく遠ざかった時代に、ニヒリズム的だと言われたウィーン医学派において最大かつ最も優れた形で存在したものが、治療を徐々に排除して、治療はまったく役にたたないものだという方向に近代医学を向かわせました。彼らは、「病理学にのみ留まるべきであり、治療に至ることはできない」と主張したのです。一方で、彼らは胸部の診断で特にすぐれた業績を残しました。当時、胸部諸器官の診断領域において著しい進歩があったのです。その領域は主に認識に関わる領域なのですが、そのような認識方法からはわずかな成果しか得られません。なぜなら、他の部位も一緒に考慮しなければならないからです。したがって、単に呼吸有機体と循環有機体で起こっていることについての認識だけで、別のことが付け加わらなければ、本当はほとんど何もなされていないのです。もちろん私は、それによってまったく何もなされていないと主張しているのではありません。しかし、人間全体についての認識を有して、診断によって得られるものにまったく別の面から取り組むことができる時にだけ、聴診器等々によって得られる認識からとても多くのことがなされるのです。そうでなければ、そのような診断の結果は単なる興味深い科学的な事実内容にすぎません。もちろんそのような事柄を時代性に鑑みて話そうとするなら、いくらかラディカルに話さなければなりませんが、この様なラディカルな言い方の背後に物事の真実が隠れています。

胸部に発症する病気は、人々が本当の事から目をそらして、それを神秘的な概念に押しつけようとしたために、近年特に特徴的な病気になりました。それは神秘的にしておく必要のない概念ですが、近代唯物主義にとっては完全に神秘的な概念なのです。まさしくこの様な病気と関連して語られるのが「国民病」です。「国民病」は袋の様な概念で、この袋の中に認識したくないことや、今日の医術から遠ざけられたものを詰め込みます。ここで少し興味深い事実に注目したいと思います。ウィーンの医師で教授でもあるモーリッツ・ベネディクト氏（七）に、オーストリア議会に立候補するという、彼にしては奇妙なアイデアが浮かびました。医師としての観察がそのような一歩を踏み出す動機だと彼は言うのです。というのは、たくさんの患者が彼のもとへ来たのですが、彼は、例えばもっと良い服装、もっと良い住居、もっと良い呼吸のための環境などといった、患者たちに処方すべきものを実際には処方することができなかったからだと言いました。このようなことは社会活動という方法によってのみ実現できるだろうと言ったのです。そのため彼は医師として、社会活動の中に身を置かなければならないのだと言いました。皆さんは、そこでは本当に問題になっていることが、別のことに転嫁されているのがわかるでしょう。さて、これら全ての事柄の背後には、人間の本質のこの部分にとってまったく特別に考慮すべきことがあるのです。なぜなら、胸部有機体で病気のプロセスとして起こり、アストラル的なものとエーテル的なものとの不規則な相互作用に最終的に起因するものは、このような関連性において考察されなければならないからです。そうすると今度は、超感覚的なものへと上昇する認識を抜きにしては、それ以上は進めなくなります。そこで次のように述べなければなりません。

呼吸プロセスは外界と内界の間で生じますが、これはアストラル的なものの理解に立ち戻らなければまったく理解できないプロセスです。そこで生じている酸素と炭素の特別な相互作用は、アストラル的なものとエーテル的なものの絶え間ない密接な相互作用です。普通、人生の三分の一に相当する時間は、アストラル体の大部分はエーテル体の外側にあります。つまり睡眠中です。そこで皆さんは、アストラル体が健康状態に重要な影響を及ぼすという興味深い事実がわかるでしょう。なぜなら、当然、睡眠中もアストラル的なものは人間の中で作用するからです。けれども、睡眠中それは頭からではなく、残りの有機体から発して人間の中で作用します。つまりアストラル的なものは睡眠中も活動を展開するのですが、この活動は、睡眠中に頭を通過したアストラル的なものが人間の外にある時でも、正しい方法であとに残らなくてはなりません。

胸部の健康と病気におけるエーテル的なものとアストラル的なものの共同作業を認識すること

によって、人間の中で生じているもう一つ別のリズムについても言及することができます。それは覚醒と睡眠が持つリズムです。本来の睡眠は代謝プロセスと強く結びついて作用しており、胸部器官にとっては別の器官にとってほど重要ではありません。そして、この別の器官も観察がきわめて困難なものなのです。先日の実験に参加された方は、そこで用いられたいくつかの物質を使うことによって、どのような興味深い一連の症状が生じたのか、シャイデガー博士がそれを黒板で説明されましたから、覚えているでしょう。この複合的症状はたくさんの個別の症状から成り立ち、その個々の症状を適切に統合してまとめるには、言わばある種の技術が必要であることも覚えていらっしゃるでしょう。例えば、ある一連の症状に関して次のようなことをしなければならない時、すぐに困難にぶつかります。病気の状態を正しく判断するためには、上部人間で起こっている諸症状をまとめなくてはなりません。ところが、空間的には上部人間で起こっていても本当は代謝から立ち昇ってきた症状をそこに混ぜてしまうと、すぐにその複合的症状について判断を間違えることになります。するとそれによって、病気の状態全体を判断する時に誤ってしまうのです。一つの複合的症状における個々の症状を正しい方法で統合することが実際どれほど難しいか、常にそのことに注目していなければならないのです。

さて、確かに、ある複合的症状の一つひとつの症状を正しい方法でまとめて概観するための感性を徐々に習得することはできます。しかしその一方、自然はこの領域で私たちを助けてはくれますが、同時にまた、私たちがその助けを利用するのを大変難しくもしているのです。つまり、自然は自ら全ての複合的症状を一つに統合します。私たちがある複合的症状の個々の症状を一つにまとめる時に、ある公式に則って行うのと同じことを自然はするのだと言ってもよいでしょう。自然は私たちと同じことをするのですが、自然が自らそこで行っていることを観察するには大変な困難をともないます。つまり自然は、ある複合的症状の一つひとつの行為を、入眠と目覚めの中で、つまり入眠と目覚めという形で一つに統合します。それは本当に入眠と目覚めにおいて生じることであり、逆説的な言い方をすれば、それは、何らかの方向に沿って考慮すべきものをきわめて巧妙にまとめたものなのです。しかし、ほとんどの症例では、医師は患者からなされる報告以外に情報を得ることができません。そして多くの場合、また特に難しい症例では、その報告は正確ではなくなります。医師は患者の入眠と目覚めを観察することはほとんどできません。そして患者が医師に伝えることは、たとえそれが患者の意識においては事実内容に正しく合致しているとしても、ほとんど意味はないのです。入眠と目覚めに障害があると、患者はその入眠と目覚めについて医師に説明します。けれどもそれは、患者の意識の中でははっきりしていても、物事を健全な基礎の上で判断するには不確かなものです。そこで、患者が実際に話すことを通してこれを洞察しなければなりません。皆さんが熟慮によってこの事実に次第に近づこうとすれば、そうであることを最も良く理解するでしょう。心配や心痛などが、人間の中でいかにその作用を波及させていくのかということを観察すると、とりわけその経験はエーテル体とアストラル体の注目すべき関係を明らかにするでしょう。しかし、最近あるいは先週に起こった心配や心痛を単に観察するのではなく（それはほとんど意味がないので）、それよりももっと過去のことを観察してみて下さい。なぜなら心配や心痛はある人に作用した時から、それが器質的になる時まで、つまり有機体の作用の中へ移行する時まで、一定の期間が経過していなければならないからです。心配と心痛は常に、それがある段階に達すると、後に異常なものとして有機的作用の中に現れます。それはリズム的な有機的作用の中に現れてきます。それはリズム有機体の不規則性へと至り、そうしてはじめて代謝有機体などに作用します。私たちはこのことを基本的な事実として注目しなければなりません。それは、とりわけ唯物的な考えにとってはありえないことのように見えます。しかし、考えの根拠について説明のない、つまりある考えが他の考えを飛ばしてしまうような性急な思考は、現代人の思考の根源的な弊害であり、一つの考えが別の考えをないがしろにするこのような思考は、ある期間が過ぎた後に、人間の有機体の中で作用を及ぼします。しかもそれは、リズム有機体で作用します。これはある観点から見ると非常に重要なことです。リズム有機体にみられる異常を理解しようとするなら、特に胸部諸器官において起こっている異常を理解しようとするのであれば、魂的なプロセスを見逃してはなりません。そして、このリズム有機体の周縁に属しているもの、つまり栄養摂取と排泄のリズムも、この有機体に含むことができます。なぜなら栄養摂取と排泄のリズムが取り入れられることによって、はじめて完全なリズム系が統合されるからです。

またもう一つ別の面でも大変重要なことがあります。人間本性の別の極である代謝系も、リズム系に対して作用を返します。空腹と喉の渇きがアストラル体においてはっきり現れる事象であることが分かれば、この作用の仕方について一番良く理解できるでしょう。なぜなら、普通の人は空腹と喉の渇きを当然アストラル的な現象として知っているからです。空腹や喉の渇きのように意識的に体験することは、まずはアストラル的に体験するのです。それは、はっきり分かっていなければいけません。アストラル的に体験されないことについて、普通の人は何も分かりません。ただエーテル的にのみ体験していることは無意識の中に深く沈んでいくので、人はそれについて何も分からないのです。つまり、日常生活では空腹と喉の渇きはアストラル的な体験なのです。しかし、その空腹とのどの渇きが睡眠下で生じる体験に留まると、通常のアストラル的体験ではなくなりますが、それでも睡眠中も下から上へ作用しているアストラル体とは少なからず結びついています。そして、こちら側から発するもの、すなわち人間の中で作用する空腹と喉の渇きが持続している場合は、それらがリズム系に作用を返し、リズム系を不規則にすることで、病気が生じます。これはもちろん、その日に飲まず食わずのまま寝る時のような、空腹と喉の渇きとは関係ありません。これを、人が時々あるいは少し長めの期間であっても空腹のまま寝ることだと考えると、それは違います。それは、それほど悪い状態ではありません。悪いのは、空腹と喉の渇きの状態が習慣的になっている場合であり、特にそれが、代謝有機体がきちんとしておらず、そのために他の有機体に適切な仕方で栄養が行き渡らないことによって習慣的になっている場合です。この場合の空腹と喉の渇きの後発作用が、まさに呼吸循環有機体の障害のもととなっているものです。

胸部器官に対するこれらの諸作用を除けば、さらに三番目のものとしては、外界がもたらすものがあるだけです。なぜなら、呼吸を通して人間は外界と結びつき、外界の作用がその人の中で生じるからです。そのように、ここには非常に注目すべき事態があります。それは、胸郭の中にあるもの、また一部は腹腔の中にあるものに向けて、リズムがその中へと続いて行くことによって、この空間内では実際には純粋に作用だけが、つまり上部人間の諸作用、下部人間の諸作用、外界の諸作用だけが働いているということです。したがって、人間本性のこの部位を正確に認識すると、「その部位で働いているのは実は作用であり、私たちはその部位の中で原因を取り除くことはできない。私たちは原因を他のどこかに探さねばならない。それによって私たちは原因を適切な仕方で取り除くことができる」と言えるのです。ですから、人間本性のこの領域は、病気の本質を研究するためには、確かに主領域なのですが、もしこの主領域から研究を始めようとするなら、さらに他の領域の方向へ進んで行く必要があります。ここからさらに他の領域に入って行くために、この主領域から出発しなければならないのです。

　ここで、最も際立って重要なのは、本来人間の外側に存在している原因領域です。酸素と炭素の間に生じる相互作用のように、本質的にアストラル的影響を及ぼすものは、人間本性のこの部位にとっては基本的に外側にあります。そこで重要なのは、この部位と外界とのふさわしい関係を探すことです。霊学の研究では、地球にも、地表の下で起こっていることと、地表より上で起こっていることとの間には相互関係があることがわかっています。その際、水の作用は地球的なものの一つに数えなければなりませんが。地球とその周辺の間には、現代の通常の科学ではいまだに解明できないプロセスがあります。このプロセスにはとりわけ興味深い側面があります。地球外のものと地球のものとの間のプロセスがとても親密な場所、つまり地球外のものがたくさん地球内のものの中に入って行くような地球の諸領域を比較することによって、このプロセスを良く研究することができるのです。

熱帯地方がその例です。熱帯地方の環境は、空気、光、地球外の熱といった地球外のものと、地球自身の内部にあるものとの親密な相互作用に基づいていて、まったく特別なものなのです。磁気的電気的な地球作用の、ある種の極が熱帯地域にあるのは偶然ではないのです。

比較を用いて説明しましょう。熱帯地域では、地球は最も多く地球外のものを吸い込み、そして吸い込んだその地球外のものから、地球は植物として外に向かって発芽させるものを育てます。地球の極地では、地球は地球外のものをわずかしか吸い込まず、地球外のものに抵抗し、言わば地球外のものを大量に投げ返します。つまり外から見ると、地球は熱帯では最も輝かず、ほとんど反射しません。そこでは大部分が吸い込まれます。地球は両極で最も輝き、そこでは地球外のものは投げ返され、地球は最も輝き、最も多くの輝きを生み出します。

これは極めて重要な事実です。なぜなら、このようなことを考慮すると、熱帯ではエーテル的地上的なものと地球外のアストラル的なものの間に、ある親密さが非常に強く働くのに対して、極地ではアストラル的なものがある方法で投げ返されるという見解に至るからです。この見解は、非常に実り多いものになるでしょう。というのは、この関連をさらに追求していくと、以下のことが明らかになるからです。一例を挙げると、ある患者を、光が過度に作用して空気が光で過剰に満たされる場所、つまり光が患者の周りを取り囲む環境に連れて行きます。そうするとそれは、「この患者を、彼に作用する地上的なものを根本的に退ける領域、彼を地球外の影響にさらす領域に移動させる」ことだと言うことができます。なぜなら、日の光が強い場所には、もはや地球によっては消費されず地球から投げ返されるものがあるからです。この地球外の作用領域の中へと患者は入って行きます。ある患者を日光に満ちあふれた空気の中に置くだけで、彼のリズム有機体に働きかけることになります。それは、彼のリズム有機体に非常に強く働きかけることになります。光にさらされることによってリズムは自らを調整し、それにより不規則な代謝は、リズムによって直接的に克服されるのです。

この関係は、日光療養と光療養が実際に何に基づいているのかを私たちに認識させてくれます。そして、寄生生物に対して特に抵抗力のない人に、この療養はとても推奨できます。したがって、細菌理論の信奉者である必要はなく、寄生生物が存在するということは、その患者にはもっと根本的な原因があって、そのためにそこに細菌が集まって、留まってしまうのだということが、はっきりと分かってさえいれば良いのです。実際、細菌は決して病気を引き起こすものではなく、細菌は常に、患者が病気を「引き起こすもの」を自分の中に有していることを知らせるだけなのです。したがって、細菌研究はもちろん重要ですが、しかしそれは一つの認識の基礎として重要であるにすぎません。本当の有機的な原因は、人間自身の中にあります。人間自身の中にあるこの有機的な原因に対抗して、地球外の宇宙から地球に向かって流れて来て、地球を取り巻いているけれども、それ以上は地球に吸収されないものが働きます。それは、過剰なもの、つまり強すぎる太陽、強すぎる光などです。すなわち、植物がただ芽生え育つだけでなく、地球が輝き始める場所、つまり発芽し育つために必要な光よりももっと多くの光を持っている場所には、この方向に特に有効なものがあります。

さらにもう一つ、この方向で特に有効なものがあります。循環有機体の不規則性によって、寄生生物的な作用に特にさらされている患者がいれば、この患者を彼が居住している所よりももっと高地の生活環境に連れて行くと、つまり簡単に言えば、海抜の高い所で高地療養をさせると、それはどんな状況であれ良いことです。もちろん、その際にはその他のあらゆる状況を考慮しますが、そのような状況は、引き続き行われる考察の中でさまざまな形で登場するでしょう。高地療養の良い点も、この方向で探すことができます。もちろん別の場合には、高地療養は害を与えるものになります。役立つものであっても、害を与える可能性があるのです。それについては昨日説明しました。さてここで、別の事柄が問題になります。これについてはすでに述べましたが、本来私たちによって人為的に引き起こされた現象、あるいはそれが人間に送り込まれた時に初めて私たちが判断することができる現象、そのような特定の現象の中に存在するものを忘れてはなりません。人為的に引き起こされた現象と私が言う時には、その領域は、外界にある自然の実りをそのまま享受する領域ではなく、自然の実りを煮たり、あるいはそれを人間の有機体の中に送るために処理したり、それらを焼いたり、その灰やそれと同様のものを利用する領域です。地上的なものに対して、地球外的な働きを持っているプロセスを私たち自身が作用させるのです。煮たり焼いたりすることは、煮たり焼いたりされるものを、地上的なものから上へ引き上げます。つまり煮たり焼いたりしたものを人に与えることによって、強まった太陽光もしくは高地の気候を通して患者に作用させるのと内的に似た方法で作用させるのです。また、「この人はまず食生活を変え、それから何か薬を与えなければならない」という人がいる場合のことも考えなければなりません。ここには不規則なリズム系が見られます。燃焼、特に植物性のものの燃焼によって発生した何かを患者に与えるべきか否かは、どんな状況のもとでも注意を払わなければなりません。私たちが植物を燃焼させると、それらは全て通常の植物プロセスを上回るものになるからです。私たちは地球外のものを通して、つまり燃焼を通して、通常の植物プロセスをさらに先へ進めるのです。

しかし、それに加えて特別に重要なことがあります。地球的そして地球外的と呼べるものと密接な結びつきを持つ一つの地上プロセス、あるいはいくつかの地上プロセスが合わさったものが、電気と磁気の諸要素のもとで生じます。電気と磁気は、健康な人間と病気の人間との関連においてもっと深く研究されるべき領域ですが、この領域もほとんど手探り状態です。それは次の理由によります。図式的に地表をイメージすると、図の下部が内側で、上部が外側です（**図3-1**）。電

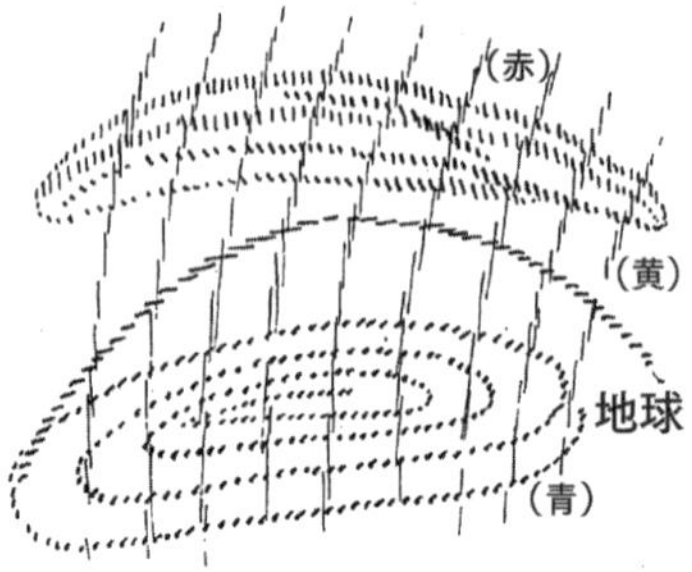

図 3-1

気と磁気の中に存在するものは、地上的なものに対して親密な関係があります。電気はそれ自身が、ある接地線（アース）から別の接地線へと伝わり、あるモールス電信機から別の電信機へと伝わりますが、それは一つながりの回線に過ぎず、回路は地下でつながっていて、それは地球にすでに備わっている電場と関係していることはご存じでしょう。すると次のように言えます。「電気と磁気のもとに隠れているものは、基本的に地球外的、そして地球内的なものである（図3－1、黄）。地球は今や電気的なものを自分のものとして備えていて、本来は地球外的である電気の作用を地球自身のうちに持っている（図3－1、青）。けれども、電気作用と磁気作用は地球のものにされることなく、地球の周囲に留めおかれることもあり得る（図3－1、赤）」ということです。これらは全て、私たちの電場と磁場に存在する電気作用と磁気作用です。

私たちが鉄を磁化すると、それは地球にとっては磁石を小さな泥棒にすることを意味しています。本当は地球が宇宙から受け取りたいものを、地球がそれを受け取る前に地球から巧みに盗み取り、自分のために保持する能力を鉄に与えるのです。そのようにして私たちは磁石を小さな泥棒にします。磁石は地球が欲しいものを自分のものにし、自分のためにそれを保持する力を自らのうちにそなえています。地球上の電場と磁場の環境の全ては、実は人間が使うために私たちが地球から盗んだものなのです。それによって自然そのものに盗みをさせて、地球外のものを地球の上方に留めます。すなわち、地球は、地球の意のままになるあらゆる力を用いて、その地球外のものが地球の内側から作用するように、それを地球の中に受け入れようとするにもかかわらず、私たちは、極めて地球外的なものを地球の上を覆うように、しかもずる賢い方法で保持しているのです。私たちは、それが内側から作用するようにはさせず、それを引き留めておきます。ですから私たちは、人間のリズミカルでないプロセスに対抗する特別な方法を、電場と磁場の領域で探さなければなりません。例えば重度の不整脈、あるいはその他の重度もしくは軽度の障害が人間のリズム系に現れる場合には、たとえば強い磁石を直接あてるのではなく、有機体の近くで遠近の距離を取って磁石をあてるといったことを目的とした治療が開発されるべきでしょう。その磁石の距離は色々と試したうえで決めねばなりません。私は、これまでの科学の成果を、どのようにすればここで最も良くこれに利用できるかということを皆さんにお話ししたいのです。それは皆さんに興味深い事実を伝えるためではありません。なぜなら、それは通常の科学にとっては、まだ充分に説明できる段階にはないからです。そうではなく、まったく別の複合的思考に精通できる何かに対する注意を喚起したいからです。

さきほど紹介したベネディクト教授は、人間が放射する最も低次のオーラについて、暗室の中で大変興味深い研究を行いました。それは、例えば『神智学』の中で私が述べたものとは、少なくとも直接的にはまったく関係ありません。間接的には関係あるのですが、私が『神智学』の中で述べたものは、高次のオーラの放射であり、それは、超感覚的なものの中ではじめて見ることのできるものです。この高次の放射と、人の目で見ることのできる粗雑なそれらしきものの間に、暗室の中で知覚できる領域があります。ベネディクト教授は、彼の暗室での作業について興味深く描写しています。彼はとりわけ占い棒現象に敏感な人々を使いました。つまり特に占い棒の影響を強く受ける人々のことです。モーリッツ・ベネディクト氏はそのような人たちを使って、暗室で彼らのオーラの放射を調べました。そして、このオーラの放射について次のことが分かりました。彼は大変興味深い結果を述べています。オーラの放射が、占い棒に反応する人たちの場合には、そうではない人たちとはまったく違っていて、とりわけその非対称性がとても大きかったのです。左側の放射は、右側とは違っていました。頭部の放射もまったく違うものになります。人間のオーラの放射を肉体的な現れの中で見ることは、まだとても懐疑的に受け取られていますが、実際にはこのようにすでに始まっているのです。しかしこれは物質機構と結びついた最も低次の放射にすぎないことを理解していなければなりません。超感覚的なものと気楽に関わろうとする人々が主張するようなことでは、まだ超感覚的な領域へ足を踏み入れたことにはならないのです。しかしその一方で、ここには治療の成果を得るための一つの出発点があります。それはすなわち、初期結核に罹っている人の背中に強い磁石をあて、磁場によって磁気を放射させた時に、どんな事態が生じるかを研究することです。磁石を横に保ち、上から下に向かって、そして下から上に向かって動かして、磁場によって徐々に胸部有機体全体にくまなく磁気があたるようにすると、さらに効果的にすることができます。その際、磁場を用いる時に、光を同時に用いる必要はありません。それは妨げになるだけです。このような患者を暗室に入れると、すぐに指からの放射が観察できます。この放射ははっきりと生じます。患者を暗室に入れ、強い磁石を背中にあて、指先を外側に向けると円錐状に現れる繊細な放射が指先から生じているのを見たなら、患者が本当に磁場から照射を受けたことを確信します。このようにして、磁場によって多様で大きな効果が、例えば肺結核様の症状を克服することにおいても得られることが分かるでしょう。

しかしそれと同時に、これらのことは、「人間の胸部にあるのは、本当は作用だけである。したがって、私たちが治療しようとする時には、周囲の環境に目を向け、そして人間の外界に属している何かを適用しなければならない」という法則に関して、いかに物事を真剣に受け止めねばならないかということも示しています。ここで外界に属しているものとは、光や、高地に人を連れて行った時に気候の影響のもとで生じるもの、そして磁場として捉えられるあらゆるものを意味します。電場についても同じですが、電場を用いた治療の仕方には注意が必要です。有機体に直接電極をあてて電気を人の中に通す場合と、一つの極から他の極へと直接人の中に閉鎖回路を通すのではなく、電場そのものを生じさせ、人をこの電場の中へ入れる場合とでは事態はまったく違ってきます。またここで極めて意義深い実験もしなければならなくなります。確かに、電極による閉鎖回路を人の中に通すと、場合によっては有効な作用を引き出せます。ただし、その場合効果があるのは、代謝系からリズム系へと作用するものだけなのです。人間を通して一つの電極から他の電極へ電流を流し、言わば電気作用の閉鎖回路の中にその人を閉じ込めると、影響を受けるのは代謝系だけになります。それに対して、人を電場の中に入れると、あの暗室での放射がつま先や指先などの先端部の至る所で生じるということがわかるでしょう。私が言いたいのは、まったく規則正しい消化能力などがありながら、いわゆる結核症状が現れている患者にも、このような方法で治療的に介入できるということです。特にこの領域に現れる病気においては、ほとんどの場合はそうなのです。

今日は、最初に環境について述べました。そして入眠と目覚めにおいて、自然は複合的症状として別々に現れるものを統合するということに注意を促しました。明日の講義はこの点から始めましょう。それは第一に、入眠と目覚めの瞬間に、いかなる重要な診断上の意味があるのかを理解するためです。また同時に、自然が目覚めと入眠を通して私たちに暗示することを、私たちがどのように観察できるのか、そして、原則さえ知っていれば、今度はそれを複合的症状の観察を整理するためにどのように用いることができるのか。以上を研究するためです。そこには慢性及び急性の疾患に施すべき、別の治療方法に関するある重要なヒントがみられるでしょう。

第四講（一九二一年四月十四日、ドルナッハ）

昨日、いくつかの複合的症状は、入眠と目覚めの諸現象の中にまとめられると述べました。まず最初に、入眠プロセスの中にまとめられる諸々の症状を観察することが何よりも重要です。入眠障害は常に、アストラル体が物質的諸器官とエーテル的諸器官に、とりわけ後者に密着して離れず、それらと強く結ばれすぎていることを示しています。霊学の研究者にとっては、アストラル体が密着しているこの状態は、入眠時に物質的諸器官と他の諸器官が覚醒時と同じように引き続き作用し続けている状態であることは明白です。それに対して、正常な人では、入眠時にはそれらの諸器官の活動は著しく低下します。

昨日説明したように、この入眠障害が意味することの全てについて、通常のやり方できちんと伝えることはできません。ですから、覚醒状態における入眠障害に伴う随伴現象について、包括的な見方を身に付けることが必要です。特定の仕方で有機体の不随意的な機能を示す現象は、全て入眠障害の随伴現象です。例えば、不随意的な口唇がぴくぴくする動き、不随意的なまばたき、不随意的な激しい指の動きなど、特にそれが内的なプロセスの現れではないもの、つまり人のせわしない動きの全ては入眠障害に起因する覚醒時の随伴現象なのです。もちろんこれらの現象のほとんどは、このプロセスが外側へはっきり現れた場合にしか観察できません。そのようなせわしない動きが内部の諸器官と関係して生じる時には、それに対する見方を身に付けて、特定の諸現象を実際に関連づける方法を理解することが大切です。例えば萎黄病〔鉄欠乏性貧血〕を患っている病人の、左右頸部の下降する血管の雑音に注意してください。この雑音は以前頸静脈雑音《ノンネンゲロイシュ》と呼ばれていました。この雑音は、人が頭を強く左右に振ると、つまりアストラル性を激しく発揮させると、誰にでも見られるものです。普段は随意的に行っている動きが不随意的に行われると常にアストラル性が激しく発揮されます。普段は随意的に行っている動き、つまり自我による動きが不随意的に行われ、そこにせわしない動きがあると、その度毎にアストラル性は過度に働かせられ、過度に使われて、過度に器官へ押しつけられます。このような間接的な観察を通して、内部器官のせわしない動きに注目することができます。

この入眠障害の場合には、直接的で外的な介入とはあまり関係のない不規則性、たとえば、私が昨日、光と磁場と電場について説明したようなものとはあまり関係のない不規則性が常に存在しています。入眠障害に相当するものは、これらのものとはあまり関係がないのです。そこで治療薬が必要になります。入眠障害という言い方でまとめられる複合的症状がある場合には、治療薬を使うことが必要となります。その治療薬においては、煮たり焼いたりするなどして、特に植物性のものの中にある諸経過がまず最初に引き起こされなければなりません。入眠障害があって、それが胸郭内の病気と関連している時には、そこには人間の諸器官に対するアストラル体の不規則な密着が常にみられるので、治療薬においては、根を煎じたり、灰化したり、焼くことによって得られるもの全てが大きな役割を果たします。植物の根を煎じたものや植物灰の中にまだ力として存在するものは、そこで特別強力な役割を果たすに違いありません。その反対に、私が昨日述べたことは全て、目覚めに障害がある場合には重要な役割を果たします。

目覚めの障害は常に、諸器官へのアストラル体の介入が少なすぎることを示しています。胸部疾患が問題である場合は、このアストラル体の介入不足の意味することが、有機体全般の病気の場合とは幾分異なります。有機体全般の病気が問題である時には、アストラル体全体を引き込むようにしなければなりません。その際に力を発揮するのは、私が数日前に砒素作用に関して述べたことです。砒素作用は、すでに自我が浸透したアストラル体を治療する場合には有効ですが、アストラル体だけを単独で治療しようとする場合には、私が昨日述べたことを適用することがとても重要になります。目覚めの障害の場合には、覚醒している時の随伴現象として朦朧状態、つまり意識の曇った状態が続く傾向がみられます。これは実際には、目覚めの障害による覚醒時随伴症状として見るべき心理的な現象です。したがって、胸部有機体になんらかの問題があって、同時にこのような心理的な随伴現象を示している人には、磁場か電場を用いた治療を始めることが特に重要です。昨日、直流の治療と交流の治療との区別に関して質問がありましたので、ここで説明したいと思います。虚弱体質の人、障害が栄養摂取の不良やそれに類似した状態、つまり障害が中部人間の下部から発している人を治療する時は、交流を用いる方が良いでしょう。しかし、障害が上部人間から発していることが明らかである場合は、直流を用いる方が良いでしょう。とはいえこれらには大きな違いはなく、対応するケースに応じてどちらを使っても、このような場合に、まったく間違った選択ではないことは言っておかなければなりません。

さてこれらの事から、健康と病気というまさにこの分野において、食事療法全般に関する重要な手がかりが含まれていることもお分かりになったでしょう。なぜなら、外から人間にもたらされるより力動的な作用と、人間自身によって消化され変化させられた植物物質によって生じる作用との間には、微妙な違いがあるからです。しかし、私たちは今、あらゆるものがリズムに、つまり人間有機体内のリズミカルな機能に基づいている領域を扱っているので、そこには健康な人間と病気の人間を判断する際に、どんなに指摘しても十分とは言えないものがあるということはご理解いただけるでしょう。それは、この食事療法においてはどんな狂信もあってはならないということです。実際のこととして医術に狂信があってはなりません。あらゆる狂信において、例えば、食事療法として狂信的に行われる生食主義などにおいては、次のことに注意してください。例えば、植物の下方の根に向かって育つ部分を決して煮て食べないような生食は、有機体全体に極めて明確な帰結をもたらします。そのような生食は人間の機構の中で、呼吸系の健康をゆっくりと害します。人間の有機体はそう簡単には害されないので、生食主義の狂信は当然知らない間に長い時間をかけて、人間に破滅的に作用します。しかし、狂信的な生食は顕著な息切れやそれと同様のものを引き起こすということが、しだいに明らかになるでしょう。

けれども誰かがやって来て、「でも私は果物の食事療法で素晴らしい成果を挙げました」と言うかもしれません。その時には、「果物は根ではありません。果物は太陽によって充分に加工されています」と言わなければなりません。果物にはすでに地球外のプロセスが強力に働いており、果物の中に力動的に存在するものを利用する時には、煮たものにとても近いものを手にします。例えばある患者に、根ではなく新鮮な果物を食べさせると、それは患者に生の根を食べさせるよりは遥かに害が少ないのです。このようにどちらの方向にも狂信的になってはいけません。そうではなく、本当はどちらの方向にも個別化されなければならないのです。次のような場合が良い例です。胸部系の不規則性が呼吸リズムではなく、循環から生じていることが明らかな人がいます。つまり、それが循環から発生しており、呼吸リズムではないことを確認できる場合です。すると、消化機能から循環機能へ働きかけるものを処方することが必要になるでしょう。そこで私は生の果物を摂る食事療法によって、不足を補います。問題が循環にあるこのケースでは、果物生食を示唆するのは正しいのです。けれども胸部の機能不全の原因が呼吸に現れる傾向のある人の場合は、そのような処置では目的を達成することはできず、もしかすると害だけを与えることになるかもしれません。なぜなら、この場合は煮詰めた根を与える食事療法を用いることが必要になるからです。このとても変動しやすい胸部系においては、狂信主義がいかに、どちらかの方向に悪い作用を及ぼすかが明らかになります。

さて、私たちはまず次のことをしなければ、この胸部系を最後まで理解することはできないばかりか、もう一度同じ事柄をやり直さなければならなくなります。それは、私たちによる考察のこの最初の部分で、しばしば外的な観察の目から逃れ、健康に害を及ぼすまで観察されないままになっているプロセスとして有機体内に存在するものを考慮に入れることです。私たちによる考察の最初の部分はより病理的治療的なものですが、一方、その次の部分は治療的病理的なものになるはずです。以前、言語学に関する一般講演で私は次のことについて述べました。それは自然科学の問題として扱っても良かったものですが、それはできませんでした。性成熟期には有機体から外側へ放出され、誕生から歯牙交代の間の話すことを学ぶ時期にはより内側へと放出される、注目すべきプロセスがあります。このプロセスはアストラル体とエーテル体と物質体の間で行われます。そのプロセスは、言葉を話すようになることと、その言葉の習得に関係する有機体内でのあらゆる変化の基礎を成しています。このプロセスは、子どもたちにおいて注意深く観察されねばなりません。子どもが言葉を話すようになる時は、それ以外の有機体の変化が常に並行して起こっています。そしてその変化は、最初に戻って、誕生時に戻って観察すべきことです。つまり歯牙交代期の根本的な変化から言葉の習得まで戻るべきなのです。しかしここに、それらと同じくらい重要な変化があります。その変化は、今度は内側に向いており、例えば、誰にでも観察できる永久歯や言語習得のように外に向かって明かされることはありません。言葉の習得は外に現れるので、誰にでも観察できます。しかし、同じようにもう一つの変化があります。それは健康と病気にとっては、変化が明らかなために教育上多くのことがなされる他の変化よりも重要な変化です。歯牙交代から性成熟の間に働くこのもう一つのプロセスの根底には、さらにもっと重要な意味があります。このプロセスはまさにその時期の真ん中で起こるのですが、そのプロセスの本質は次の通りです。それは、本来の自我は、私が普段語っている顕教的な〔exoterisch〕意味では十九歳頃になって初めて誕生しますが、この自我がここでは内側に向けて誕生します。それは言語におけるアストラル体と同じです。これは八歳から九歳の間を頂点として起こります。

さて次のことをよく考えてみて下さい。人間の中にその人の自我に関して本来備わっているものが、考慮されることはほとんどありません。有機体に内在する自我は、何かまったく特別な働きをします。その他の、物質的なものや、エーテル的なもの、そしてアストラル的なものは全て非常に強く人間の内部と結びついている人間本性の部分です。その中で物質的なものについては、あとでまた取り上げます。アストラル的なものは実際には外側に向けて、酸素を通してのみ直接外界と結びついています。睡眠中は、ほとんどアストラル体だけが自我によって有機体から連れ去られます。アストラル体は、物質体と、そして特にエーテル体と非常に強い親和性を持っています。しかし自我はそうではありません。そして自我に関して、特に自我の外界に対する関係性においては、動物と人間の根本的な違いが明らかになります。栄養を摂取する時には物質を取り入れますが、その物質は外界においても物質に変わりありません。それらの物質は人間の内部で変化させられます。それでは何が人間の内部で外的な素材を根本的に変化させるのでしょうか。そして、何がそれをもたらすのでしょうか。それは、自我がもたらすのです。自我だけが、触手を外界の素材の諸力の中にまで延ばす力を持っています。図式的に説明すると、ここに外的な素材〔Substanzen〕があると、それは特定の諸力をもっています。それらの諸力が人間の有機体内で組み換えられる必要があるなら、その諸力の結合が解かれねばなりません。エーテル体とアストラル体はある意味で素材の周囲を回ります、それらには素材の内部へ浸透する力はなく、単に素材の周囲を回るだけです。自我だけが、本当に素材そのものへと降りて行って、その中へ入って行きます。ある栄養素材を有機体にもたらすと、さしあたりこの栄養素材は人間の中にあります。しかし自我は有機体全体に広がっていて、そして直接その栄養素材の中へ入って行くのです。そして、栄養素材の内的な諸力と自我の間で相互作用が生じます。そこでは化学と物理に関係する外界と、反化学と反物理に関係する人間の内界が、相互に干渉し合います。これが本質です。

さて、小児の場合、永久歯が生え始める歯牙交代の時期までは、物質〔Stoffe〕の素材性〔Substantialität〕への介入は、頭部から制御されます。子どもは、胎生期の発達段階において、物質を内側から加工するために人間の中で働く力を頭部を通して与えられて誕生します。けれども歯牙交代後から性成熟までの期間に、八歳から九歳までの間の頂点で、下部人間から作用する自我は、つまり下部の自我は、上部の自我と出会わねばなりません。小児の場合、以上の時期に至るまではまだ、物質を加工するのは常に上部人間から作用する自我なのです。ここで述べているのは、当然自我が用いる道具のことです。自我は最終的には一つの統一体です。しかし自我の道具、あるいは自我の対極つまり下部の自我は、上部の自我と出会い、先ほど述べた時期になってようやく正しい関係のうちに身を置きます。すなわち、言葉を話すようになる際にアストラル体が人間の機構に介入するように、自我は機構の中に入って行かなくてはならないのです。

　このような前提のもとで、小学校に通う年齢の七、八歳から十一、十二歳くらいまでの子どもたちに見られる現象を観察して下さい。この観点からこれらの現象を観察してみて下さい。人間の有機体を探求すると、皆さんはこれらの現象が外に現れているのを見出すことでしょう。この探求とは、一つの調和、すなわち摂取された物質と人間の内部機構の間で、生きている間にはじめて作り出すことが可能になるハーモニーを見つけ出す行為です。この時期に、頭部が物質の内的な諸力を受け入れようとしなければ、つまり頭部がそれを拒めば、どのようにそれが八歳、九歳、十歳頃の小児の頭痛となって現れるのかを注意深く観察して下さい。また、その時にどのようにその随伴現象が代謝障害において現れるのか、それも比較的かなり外側に存在する代謝障害、例えば胃酸の分泌等々において現れるのか、そういったことの全てを観察して下さい。すると皆さんは、下から働く自我と上から働く自我の調整が不良の、常に病気がちな子どもたちがいることがわかるでしょう。この様な事柄が注意深く考慮され、うまく対処されれば、このような問題は原則としてなくなります。アストラル体が後からやってきて、自我ができないことを補ってくれるようになる性成熟後には、この問題は次第に収まります。それは十三、十四歳から十九、二十歳の間で次第に収まって行きます。歯牙交代と性成熟の間のこの時期に病弱な子どもたちは、後にとりわけ健康になることがあります。これは観察すると、とてもよい勉強になります。消化活動の虚弱がとても目立つ子どもたち、不規則な消化活動のある子どもたちが、注意深い治療を受けると、後にとても健康な人間になることがしばしば見受けられます。食事療法の指示を特別に注意深く行うことが、この治療ではとても大事です。このような子どもたちの両親や教師たちは、子どもたちに栄養たっぷりな食事を絶えず与えたり、子どもたちを絶えず説得したりしなければ、この方向ですばらしいことが達成できます。虚弱な子どもたちに過度の栄養を与えたり、説得したりすれば、さらに悪化させることになります。むしろ、その子どもが何を良く消化できるか、何を吸収できるかを究明して、それを少量ずつ頻繁に、つまり食事の回数をもっと多くして与えます。そのような子どもには、これによってとても大きな恩恵を施すことができることが分かっていなければなりません。その反対に、食べ物を過剰に与えることによって何かを達成できると信じるのは、まったく間違った見方です。それからこの虚弱な子どもたちに、彼らの状態をさらに悪化させないために、学校の宿題をさせすぎないように気を配り、必要な休息をきちんと与え、そして与える栄養を少量にして、この内的に必要とされる消化活動を手助けします。この指示に反することよりひどい過ちはありません。なぜなら次のように断言できるからです。この指示に反する過ちを犯して、人間の健康な成長をこのような方向へと配慮することをしないなら、この年齢の不快な出来事から、人生全体のありとあらゆる病気の素因が後遺症として残ることになります。

さて、皆さんはヴァルドルフ学校（八）の宿題がとても少ないと、すぐに苦情を言います。それにはきちんとした理由があるのです。現実に即した教育は、抽象的な原理や、現代生活でしばしば用いられている抽象的な概念だけに目を向けるのではなく、人間の現実的な発達において考慮すべきもの全てを考慮に入れています。そして、何より子どもたちを宿題で苦しめないこともその中に含まれています。というのも宿題は、時には消化不良の隠れた原因になるからです。これらの事柄は常に、後になってようやく表に現れ、しかもとても大きな作用を及ぼします。超感覚的な判断が人間の発達について示唆しているのは、若齢期において高齢期の準備が行われ、それを若齢期の前兆現象に見ることができるということです。これは注目すべき事柄です。

さて、このように自我が人間有機体に下から結びつく時に存在するリスクは、ほとんどの人間、特に現代の文明人にとって、その人が小児であればとりわけ大きなリスクとなります。ですから逞しい農民の出の人々でないかぎり、誰でもこのような事を考慮しなければなりません。これに関しては、農民の出とそれ以外の人々との間には、大きな違いがあります。この両者をしっかりと区別しなければなりません。農民以外の人々には、有機体に自我が十分に結びつかないことから生じるリスクが大いにあり、その有機体は自我が結びつく前に損なわれてしまいます。また、そのような人々にはこの自我が結びつくときに生じるリスクもあります。女性は呼吸器系からも、頭部系からも、この特異にして不安定なバランスに対してより敏感です。男性は胸部機構がより安定しているという訳ではありませんが、いくらかより強靭であり、女性ほど敏感ではありません。それでも同じ障害が現れることはありますが、しかし女性よりは少ないのです。女性はそこに現れる全てに対してより敏感で、私が述べたような自我の正しい結びつきを追求すると、健康な人間になるか、あるいは萎黄病になります。萎黄病〔思春期貧血〕は、六歳頃から異常な仕方でこのように起ったものが直接原因となったものです。萎黄病は後になってはじめて現れますが、それ以前の年齢ではまだ気づかれなかったものが強まったものです。

その際、区別するために注目すべき大切なことがあります。循環系を観察する時には、運動の総体である本来の循環と、この循環と密接に存在していて、その循環の中へ入って行くもの、つまり代謝とを区別しなければなりません。循環系においては、代謝系とリズム系の間のバランスが作り出されています。一方、呼吸系においては、リズム有機体と神経感覚有機体の間のバランスが作り出されています。この中部人間つまり胸部人間を観る時には、胸部人間は二つの方向に対極的に機構化されていることに注意してください。胸部人間は呼吸を通して頭部に向けて機構化されており、また循環を通して代謝四肢系に向けて機構化されています。代謝そのものの中にあるもの、あるいは運動性において代謝と密接に交わるもの、また特に人生の前半あるいは人生の上り坂において大変重要なもの、それら全ては代謝力として循環力の中へ入って行きます。そしてこの上への移動は、今度はさらに先に進まなければなりません。それは、私が説明したプロセスの中で先に進むことであり、代謝において、すでに行われた物質摂取、そして物質の内的な力をとらえる行為において、自我がもたらすものがさらに先へと進むことです。それは、循環と呼吸を通って頭部系まで上昇して行きますが、先に述べたとおり歯牙交代と性成熟の間で、秩序正しく機構化されなくてはなりません。自我が外的な物質の諸力を捉える行為は、循環と呼吸を通って頭部系に正しく介入するまで上昇して行かなくてはなりません。これは、私たちが取り組まなければならない大変複雑なプロセスです。この複雑なプロセスは実際には次のように研究できます。それは、物質がまだ外的なものにとても近い状態であり、内的なものによってようやくかすかに捉えられたばかりの外的な消化管において、そのプロセスの影響を把握しようとするのです。外的な物質を最初にとらえるとはどういうことでしょうか。外的な物質を最初に捉えることによって、自我はそこで何をするのでしょうか。

自我が外的な物質諸力を最初に捉える行為は、味覚という外的物質の加工に伴う随伴現象のもとで起こります。したがって、自我は味覚において主体的に現れます。それが内的な諸力による最初の把握です。それはさらに内部へ向かいます。そして味覚も、内部に向かって継続して行きます。腸管の向こう側にある内的な消化有機体は、さらに血液へとつながっていきますが、まだそれは弱まった味覚です。そして頭部有機体でその味覚が克服されるまで上昇して行きますが、そこで味覚は無力化されます。味覚に対する頭部の活動は、無力化することにあるのです。頭部は味覚を無力化し、味覚に対抗します。このプロセスは秩序立ったものでなければなりません。するとと自我は物質の中にさらに入って行き、味覚において単に外的で主体的であるよりももっと強く物質を捉えることになるのです。

この、いわば外的な消化管内で生じることは、鉱物的、塩的なものから強い影響を受けます。

私が今から述べることは、以前の私の講義の説明と一つひとつ対応させることができます。皆さんは、これから述べることが、以前の講義の補足であるとわかるでしょう。私たちは、「自然界の外的な諸領域から取って来られた治療薬とは本当は何か、薬とは何か」と自問します。この原則的な問いは、医学の根本問題です。さて治療薬とは何でしょうか。

健康な状態の有機体が消化できるものは全て、治療薬ではありません。それは治療薬ではないのです。有機体が健康な状態では消化できない何かを、つまり異常な有機体の中でなければ消化されないものを有機体に与える時、初めて治療薬となります。私たちは異常な有機体に、健康な人間の有機体では消化されない何かを消化するように要求します。治療とは本来、消化の続きなのです。ただし、消化が有機体の内部へと段階的に移動されたものということになります。

萎黄病の最も顕著な症状に随伴して現れる症状は、先ほど説明したように、疲労、無気力、入眠障害そして覚醒障害です。これらの症状は、今日説明した年齢のほとんどの小児に現れる可能性がありますが、それらの症状の全ては、それが現れた時には、次のことをまず外的な消化管で試す必要があります。そこでは鉱物的なものを、完全に鉱物的なものを用いなければなりません。そうすれば効果が得られるでしょう。そこで現れる症状を通して、これらの事柄をまず観察できれば良いのです。例えばそこでは強い症状が現れることがわかるでしょう。強い症状は全て、次のことを示しています。それは、自我がどのように外界の物質の諸力を外的に捉え、そしてこの場合に自我がどのように例えば炭酸鉄によって助けられるかということです。炭酸鉄は、自我が外的に作用すべき時に、あたかも不自由な身体の支えのように作用します。

さらにもう一段階進み、循環有機体への自我の介入が不足している場合を考察します。すると、循環有機体への自我の不十分な介入が、例えば塩化鉄〔Ferrum muriaticum〕によって、つまり純粋に鉱物的なものの中で高められた治療薬によって、どのように手助けされるかがわかります。

さらにもう一段階上へ進み、呼吸有機体の中にあるものに移って行くと、自我は、植物酸によってまったく特別な支援を得るでしょう。それから頭部系まで上昇すると、純粋な金属によっても特別な手助けを得るでしょう。もちろんこの純粋な金属は、外的に純粋な金属ではなく、金属の最も繊細な諸力のうちにある時に使用されねばなりません。なぜなら、外的に純粋な金属には、人間の有機体と適切な関係がないからです。したがって、昨年私が説明したように、基本的に人間有機体は金属に関して異種療法《アロパシー》的に関わることはまったくなく、有機体は消化系から頭部有機体に至ることによって、自ら金属をホメオパシー化し、粉々にします。このようなポテンタイズを行うと、もちろんこの有機体を手助けすることになります。
しかし、このことからポテンタイズに関して何かを知り得ることが分かるでしょう。これについては後で、別の側面から説明しましょう。というのは、実際に障害が起こっている中心の場所についての概念を手に入れる必要があるからです。障害の中心が下方にあればあるほど、それは頭部機構から遠くなり、それだけますます低い希釈度になります。障害の中心が頭部機構により近いところにあることが確認できれば、それだけより高い希釈度を用いることが重要です。頭部機構に近づき過ぎると、それがありとあらゆる形で現れる可能性があるということは、もちろん重要です。

そこで皆さんが、自我による外的なものの捕捉という観点から正しく観れば、症状として現れる現象を洞察できるでしょう。私がこの数日間に述べたことと、またいつも強調していることに立ち戻ってくださるなら、人間の有機体は線で描くようなものではなく、線で描かれたものは固体にすぎないということを理解されるでしょう。人間の有機体は、本当は、機構化された液体でもあり、機構化された気体でもあり、機構化された熱でもあるのです。そして人間の機構のこのいくつかの構成部分の中へ自我もまた介入しなければなりません。とりわけ重要かつ精妙なのは、自我が肉体の熱分布に介入することです。自我は次のような仕方で肉体の熱分布に介入します。

人間が誕生する時、はじめに自我の写し〔Abbild〕があります。自我の写しは頭部にあります。私たちは自我の写しを持っているのです。この自我の写しは小児期にその作用を発揮します。そのためには、自我は下から上に向かって存在をもたらし、自我はそこへ介入しなければなりません。それは、頭部にある自我の写しが小児期に有機体をすみずみまで暖めながら作用することの中に現れています。そして自我の写しは有機体をすみずみまで暖めることと関係があります。しかしこの熱浸透は下降線をたどります。この熱浸透は、その暖める作用が頭から発するものであるという点で、誕生時が最も強く、それ以降は下降線をたどります。人間としての私たちは、小児期以降の年齢においては、この熱分布に介入する自我の作用を通して下から上へ働きかけることによって、この熱曲線に沿って発達するものの高さを保たなければなりません。つまり、小児期以降、私たちはこの熱曲線に対抗して上昇する別の曲線を対峙させねばならないのです。この別の曲線は本質的に、栄養を通って上昇する素材の諸力を捉え、それらを循環の中へ、呼吸の中へ、そして頭部系の中へ、上に向かって移行させることに依存しています。

次に、それが正常に起こらないと仮定してみて下さい。その場合、外界から来た内的な素材の力を、有機体の中へ上に向かって移行することは十分にできません。この移行が弱すぎて、必要な強さで展開できないと仮定すると、自我の通る道において、熱を有機体に十分に供給することはできません。下降曲線をたどるだけの頭部は肉体を冷やします。最初それは末梢部分に現れます。したがって、今日私が説明したことに起因する虚弱状態が続いている人に、手の冷えや足の指の冷えがどれほどあるかを観察してみて下さい。そこでは次のことがすぐに分かるでしょう。なぜなら皆さんは、小児期に上から下へと自我の写しを通して行われたプロセスに対して活動する自我によってもたらされるべき必要不可欠なものが、どれほど導き入れられていないかを感じるからです。活動的な自我が育て上げられなければならず、それが四肢の最も外側の末梢に至るまで熱を運ぶのです。人が生き生きとしたイメージを伴う観察をするようになり、人間の中で様々な上部の力と下部の力がどのようにして生き生きと互いに入り混じって作用しているかに注意を払うようになれば、表に現れたものの中にも実際にイメージを持つようになります。そして、その様子がここで明らかにされます。手足の冷えの中には、有機体全体で生じていることのイメージがあります。そこで、症状から人間全体の認識が得られるように、症状を役立てることを学ぶのです。手足が冷える人の場合は、人生の後半の年齢でこの自我がきちんと介入していないということが最も深い意味で示されています。この様な事柄に注意したり、また霊学がその前提をもとにして述べることに耳を傾ければ、人間の有機体との関係を理解できるようになります。それに耳を傾けないのであれば、人間の有機体を本当に洞察することはできなくなるでしょう。けれども、霊学が提供するものに耳を傾けるなら、人間の有機体との関係を理解するようになり、それに習熟していくでしょう。

例えば次のように考えて下さい。霊学が絶えず強調するのは、「人間の直立する力の中には何かが存在しているが、そのまっすぐに立ち上がらせる力は、下から上への自我の発達とも関係している」ということです。最初に生じるのは、ある意味でただ外的に現れる直立する力のみです。この力は、上から下に流れるものによって支えられています。歯牙交代が終わり、この直立の力が適切に利用されたなら、この初歩的な直立の力は終わり、その後、この力は内部に移行し、それから内部で下から上に、そして上から下に均衡が取られなければなりません。それから今度は逆に、上から下に、そして下から上にその諸力が現れてきます。その結果、この両方の諸力が出会うことになるのです。上からの力と、下からの力の一次元的な出会いの中で、この年齢で何が起こるのかが分かります。そこで、とりわけ疲れやすい萎黄病の傾向のある人を観察してみて下さい。彼らは平坦な場所を歩くときにはほとんど疲れませんが、階段を昇ったり降りたりする時には疲れます。それは直接、この現象を示しているのです。階段の昇り降りは貧血傾向のある人を特に苦しめます。そこでも、諸々の症状において、つまり成長過程の中で生き生きと現れるものの中に、人間の背後で霊的に存在するものを捉えることができるということが分かります。そうすると、診断的病理学によってこのような仕方で得られるものから、異常な現象に対して何をなすべきかが、簡単に読み取れるようになります。これについては明日、その続きをお話ししましょう。

第五講（一九二一年四月十五日）

さて、ここで重要になるのは、今回の考察の最も大切な部分として、私たちがまとめた一連の治療薬の性質について説明し、その治療薬を今後私たちで広めることです。けれども、これらの治療薬について認識し習熟すべきことは、そのための万全の準備がなければお話しすることはできません。それゆえ、この準備を最初に行う必要があります。そこで、今日も、自我、アストラル体、エーテル体、物質体の相互作用によって形成される人間存在の全組織を理解するために、若干の考察をしましょう。ある種の砒素作用は、アストラル体を、その人の普段の状態よりもさらに諸器官の中へ引き入れるということはすでに述べました。もちろんそのアストラル体は、自我を自分の中に引き入れるか、ともに連れていきます。

アストラル体を諸器官の中へいっそう深く引き入れることによって、諸器官の鉱物化プロセスは高められます。したがって、諸器官が過剰に活気づき、その中で過剰に生命力を発展させ、ある意味でエーテル的に増生していると気づいたなら、それに対して治療効果のある方法は砒素の投与だろうと言えます。さらに、人間の内部で起こっていることを、人間のプロセスとある意味で同質の外的なプロセスによって言い表すこともできます。アストラル体のエーテル体への特別な親和性と、それによって生じる物質体に対する親和性を表現したければ、それを砒素化と呼ぶこともできます。かすかな砒素化は人間の中で絶えず行われており、これは目覚めの瞬間にとりわけ強まります。人間の有機体は金属の中にあるものを、力の体系として自分の中に有していることを理解していなければなりません。人間と人間を取り巻く地上的宇宙的環境にはある同質性があり、外側で生じているプロセス、例えば金属の中でその終結を見いだせるプロセスが人間の中でも生じています。ですから人間本性の砒素化について語る時には、砒素が直接作用すると思ってはなりません。砒素が外側で作用しているように、人間本性自身が自分の中で作用するのです。人間の中のそのような作用をいかに助けるべきかを、こうした事柄を通して理解できるようになります。有機体のこの砒素化をアストラル化とも呼べますが、皆さんがこれに注意すると、次のことに気づくでしょう。この砒素化の作用が強すぎると、胃のあたりが暖まり、また栄養摂取が楽になる、つまり食物の摂取と消化が容易になります。けれどもそれが容易になりすぎると、それはある意味で憂慮すべきことです。なぜならそれは、人間の中で反動やさらなる困難を引き起こすからです。というのは、その全ては人間のある種の鉱物化と関係しているからです。例えば、研究にとって必要な一つの観点があるのですが、それは他のあらゆる事柄を考慮した正しい方法で行われなければなりません。過剰にアストラル化している人たち、つまり有機的物質的なプロセスの中に砒素化が存在する人たちの場合、彼らの死体は、アストラル体が諸器官とわずかしか結びついていない人たちに比べて、簡単には腐敗しません。これはぜひとも観察すべき事柄です。砒素毒で死亡した死体のミイラ化する傾向の中に、それが極端に現れているのが見られます。砒素毒で死亡した死体は保存が容易で、すぐには腐敗せずミイラ化します。

さて問題は、この砒素化プロセスあるいはアストラル化プロセスが人間の中で強く作用しすぎる時、いわば人が生きながら自分をミイラ化する時、どのように対処できるのかということです。そこに観察の眼差しを向けてください。人が自分をミイラ化しすぎる時、どのようにそれに対応し、また対抗できるでしょうか。そのためには、極端な言い方をすれば、人間全体を一時的に歯にする必要があります。これは人間の有機体がもつ神秘に満ちた作用につながる手がかりをいくつか与えてくれるでしょう。人間全体を歯にするのです。つまり有機体全体を考慮に入れながら、マグネシウムを何らかの製剤に含めて投与することによって、マグネシウムの放射力をその人に与えます。これは、レーマー教授が説明した放射するマグネシウムの力が、有機体全体の中で呼び起こされることを表しています。それは、自我を自らの内に含んだアストラル体と、もう一方のエーテル体と物質体、この両方の間で生じる関係性を、一つの側面から見事に根本的な形で示しています。

次にそれとは逆に、自我と結びついたアストラル体が、諸器官にわずかしか浸透しない傾向にある状態を考察しましょう。この時諸器官は、物質的エーテル的作用によって養われているだけの状態に放置され始めます。この状態は、人間と環境との栄養的な相互作用として生じるべきものと、内的諸器官のプロセスとの間に正しい関係性がないことによって現れます。内的諸器官のプロセスは、その生命力を強力に展開し始めます。それらのプロセスは外からの働きかけを受けません。自我の力が栄養素に浸透する作用が弱くなります。それによりアストラル体もまた、一方に偏って働きます。アストラル体はエーテル体に対して適切に作用できません。物質的エーテル的活動が増生すると、まず下痢となって現れます。その下痢は次のような現象と関係しています。便の中に血が混じり、そのうえ内的な生命活動が過剰になると、腸壁からわずかに有機的な組織がはがれ落ち、便の中にそれが見られるようになり、さらに便に肉汁のような液体が現れます。それはつまり、生命力がアストラル化の力によって妨げられずに増生していることを明らかに示しています。このようなことが生じているのです。そしてついには、タンパク質も正しく消化されず、持ち去られ、排出されます。そうした状態が引き起こされるのです。本来そこには、物質的エーテル的人間の中に入り込んで作用すべきものがあり、それによって人間の有機体の中で必要不可欠であるこの半分意識的な運動が行われます。それはアストラル体と自我です。したがってここでは、正しい仕方でアストラル体と自我が介入せず、エーテル体と物質作用がそれらだけで留まることになり、そうすると神経性の渋り腹になるのだと考えてください。これはこうした現象では特徴的にみられます。皆さんがこれらのことをより詳しく描写すればするほど、つまり、一般的な下痢から赤痢等々への段階を進めてこの病像を描写するほど、これらの現象全ての中で、砒素化あるいはアストラル化の反対像を呼び起こすように描写しなければならないことが理解できるでしょう。至る所にアストラル化、あるいは砒素化の反対像があるのです。そしてそこにはアストラル体が強く関与しているので、今や皆さんは自分で次の結論を導き出せるでしょう。つまり砒素に由来するもの全てを特効薬として適用すべきであり、これらの症状に対しては砒素化によって対抗しなければならないということです。

人間の中で起こっている全てのことには外界に対応するプロセスがあることが分かると、このような事柄に関する人間のイメージは特別豊かになり、強められます。現代の学校教育を受けた人には不快に聞こえるかもしれませんが、それでも、霊学にとってまじめな意味のある表現、正しく受け入れさえすれば事物の中へ正しく導いてくれる表現を用いることを私は避けたくないのです。

人間の砒素化やアストラル化において観察できるのは、物質有機体がもろくなりミイラ化することですが、それは地球の岩石化で生じていることと、基本的にまったく同じプロセスです。地球が岩石を形成する所であればどこでも、地球はある意味で砒素中毒に侵されている、あるいは砒素中毒になり始めています。その反対に、次のことをイメージしてください。これは前回の医学講座でも述べましたが、地球を取り巻く外的なアストラル性が、いわば地表を回避して、つまり花々や植物を生み出し地中から地上へ植物を生み出す際に行うべきことを回避し、外的なアストラル性が地下に潜り込み、大地を回避し、そして水のもとに留まるとイメージしてみて下さい。するとそのような地域では、大地が赤痢にかかります。外的な宇宙的なアストラル性が地下水に働きかける、あるいは働きかけることができれば、大地は赤痢にかかります。私が今説明したプロセスは現実的な背景を持ったプロセスであり、そのプロセスを考慮すべきです。なぜならこのプロセスは、地下で生じていることと、このような現象、例えば赤痢のような現象との関係性を明らかにするからです。これらの現象を何度も研究して、その現象の中で、地下にあるもの、特に水の中にあるもののある種の効果を、人間において観察しなければなりません。そこで、これらの事柄にはアストラル体が非常に関与しているので、治療では中程度の投与量、中程度のポテンシーの適用が必要だということを考慮することが重要です。なぜならアストラル体の作用は、人間の有機体の中部（胸部）に依存しているからです。

さて、人間有機体内のある種の内密な事柄について、特に重要な情報を提供できるのは、ジフテリア様に現れる症状です。ジフテリア様に現れる諸症状は、治療方法を探すためにもっと詳細に研究されるべきです。ジフテリアを可能な限り局所的に処置する、つまりできる限りジフテリアを局所に限定して対処すべきだというのは、唯物主義的な観点に由来しています。しかし、もちろんこれに反対の意見も数多く出されています。

ジフテリアとそれに類似したものの発生には、そのように重要な意味があるので、以前の講義で考察した内容に若干の補足をしなければなりません。というのは、以前の講義では、人間の有機体の霊学的な四つの構成要素の相互作用についてまだ、それほど詳しく言及できなかったからです。私は別の文脈で、子どもが言葉を習得するには様々な有機的なプロセスが伴うと説明しました。子どもは話すことを学びます。子どもが話すことを学ぶ時、つまり子どもの呼吸有機体で何か特別なことが生じている時、循環有機体の中でまったく対極的な何かが生じています。そして、その循環有機体は代謝プロセスを受け入れます。

私はまたまったく別の文脈で以下のことを指摘しました。それは、性成熟期に人間の外界に対する相互関係の中で明らかになるものが、言語習得の際にはどのように内的に生じるのかということです。つまり性成熟期には内から外へ向かって起こるアストラル体のこの衝動は、アストラル化の中で下から上に向かって起こり、言語習得能力は下から上に向かって発展します。すなわち、ここにもアストラル化プロセスが関わっているのです。この図（図5-1）に呼吸活動と循環活動の境があるとすれば、アストラル化として下から上に上昇するもの（図５－１、黄）と、上からこのアストラル化と出会って自らの言語能力を強める諸器官との間に、この境目でいかなる相互関係が生じるのかということが明確に理解できるでしょう。その時、同時に下方で起こっていることは、私たちにとって特別興味深いものです。なぜならその時下方で同時に起こっていることは、上に行こうとする衝動を持っているからです。このプロセス全体は下から上に行きます。全体が、下から上に行こうとする（図５－１、黄の矢印）衝動を持っています。下から上に行くプロセスが過剰に上方に広がると、子どもの言語習得の期間に、アストラル性の上方への衝動が過剰に強く起こります。するとアストラル性のこの過剰な上方への衝動の中で、ジフテリアのような症状を引き起こす素因が生じます。このようにしてジフテリア様の諸症状は作り出されます。この関連を正しくかつ注意深く見ることはとても大事なのです。

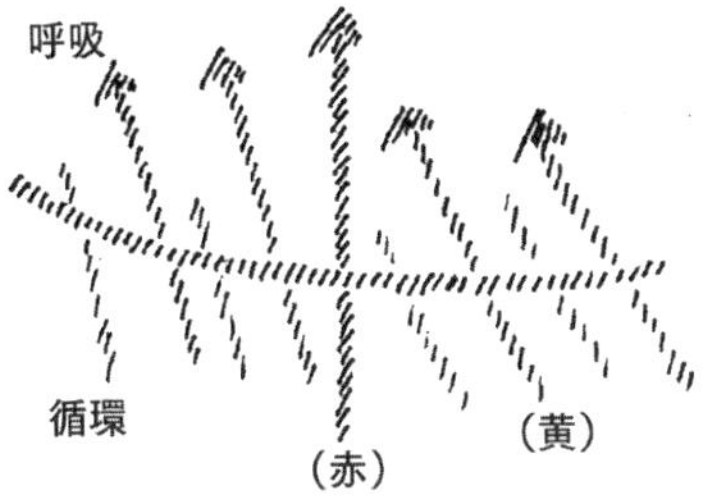

図 5-1

　さて、今説明したプロセスとある種の同質性を持つ、外的な地球プロセスを考察しましょう。これが地表だと思って下さい

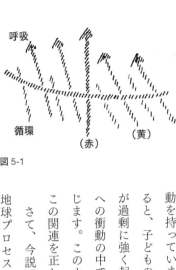

（図5－2）。宇宙に対していわばきちんと振舞う植物には、次のことが生じます。地球は植物の根形成に関与しますが、その後、地球作用は弱まり、地球外の作用が徐々に強くなります。そして、この地球外の作用はとりわけ花においてその作用を展開します（図5－2、赤）。花の中で展開するものは、花のある種の外的なアストラル化であり、その後、それは果実形成に至ります。宇宙プロセスの正常な過程において、ここ（図5－2、上の赤）で起こるべきことが下方で起こると、それは水の中に入って行くほかありません。すると私が先ほど述べた大地の赤痢が発生します。植物がきちんとした植物に成長する時に、常に地表より少し上の花が開花する場所で起こっていることは、地表でも起こり得ます。（図5－2、下の赤）そうすると真菌類〔Pilze〕が発生します。これが真菌類の発生する理由です。

そこで、「そんな奇妙なアストラル化によって真菌類が発生するなら、ジフテリアの時と同じように、人間の内部でこの奇妙なアストラル化が頭部に向かって起こると、真菌類と同じプロセスが下から上に向かって起こるに違いない」と言えるのではないでしょうか。実際そうなのです。つまり、ジフテリアには真菌類形成の傾向があるのです。ジフテリアの真菌類形成の傾向は、特に考慮すべき事柄です。そこでは本当の隠されたプロセスが起こっていて、あらゆる外的なことは、人間の内部で不規則なアストラル的な流れが支配していることの兆候にすぎません。このことは、単に外的な諸症状から理解しようとする病理学では、プロセス全体の外的な現れしか得られず、外的なものしか見ないためにこのプロセスを局所的なものとみなしてしまい、このような問題において内側から押し出されるこの衝動は考慮されないままであるということを示しています。私たちが今論じたことから考えれば、人がこのプロセスに対して懐疑的な態度を抱くのはまったく納得できることです。

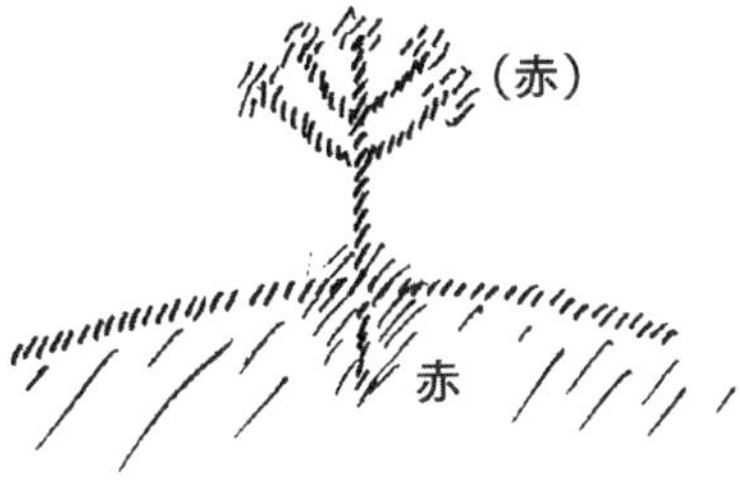

図 5-2

さて、ジフテリア様の症状においては、感染の危険性は実際に非常に大きいのです。なぜ大きいのでしょうか。感染の危険性が大きい理由は、ジフテリア様の症状が、言葉の習得と必ず関連して現れるからであり、そのため二歳から四歳までの小児にきわめて多く現れます。その後、発症の可能性は後退していきます。しかし、ある時期に正常に現れる有機体内のプロセスは、どれも病的に現れる可能性もあります。小児のプロセスであるこのプロセスは、別の年齢でも現れることがあります。それは、ある種の変異やメタモルフォーゼの形を取ることもあります。ジフテリアが後年になって現れる時には、人間の中で幼児的なものが働いているのです。霊学的な事実を外的に伝える時には、より心的なことについて語る必要がありますが、幼児的なものの基本的な特徴、子どもらしさや幼さの外的なプロセスは、皆さんがご存知のように模倣によるものです。模倣が求められるのです。有機体がジフテリア様になると、有機体そのものが模倣する存在になろうとします。つまり感染は、人間が模倣する者になることに基づいているのです。この模倣には、わずかな過敏性から来る何かがあり、この模倣にはわずかな過敏性が明らかに認められます。霊学的にこれを調べると、ジフテリア感染では自我がある役割を演じていることがわかります。ですから、人間有機体が模倣衝動を通してその問題と出会うので、真菌類様に発生するもの、つまり寄生生物的なものは、ジフテリアでは他の病気の時よりも感染しやすいのです。大まかに説明すると、人間の有機体が何らかの方法でジフテリア毒を知覚するや否や、有機体はそれに敏感に反応し、模倣しつつ、向き合います。したがって、可能であれば、症状がまだ始まったばかりの段階で、心的な指示や、魂を励ます言葉で元気づけるのは、少なくとも一つの有効な手立てといえるでしょう。

しかし、この様に有機体に強く介入するプロセスの場合には、そこで生じているプロセスに対抗する特効薬を探すことに比べると、この方法によってできることはずっと少ないでしょう。ジフテリア様の症状に対する特効薬を探すために、経験的に試してみる方法も含めて、何らかの試みがなされたのかどうか、少なくとも私は知りません。その特効薬は中程度にまでポテンタイズされた辰砂（しんしゃ）に求めるべきです。ここで挙げた症状全てに対抗する反作用として求められるべきものは、辰砂の作用です。辰砂はすでにその外見によっても反作用を表わしています。しかし外見は、それを内的観照によって捉える時にのみ何かを明らかにします。古代の記号学（徴（しるし）の理論）は、かつて本能的な内的観照が存在していたことに基づいていました。けれども、現代人にはそのようなものについての観察能力がなくなってしまったので、古代の記号学は姿を消しました。

けれども大切なのは、世界のあらゆる外的な事象の中に表れているこの内的な働きを最後には考慮に入れることです。そして、ただ神秘的なことにとらわれて物事に様々な神秘的概念をあてはめるのではなく、その様な問題に関して自分の健全な理性を保つ人は、次のように言うに違いありません。「辰砂の赤い色は真菌類生成に対抗する反作用を表わしている。そして無色に向かうものは真菌類のようになり得る」。真菌類ができる時に、地表の強すぎるアストラル化が影響を与えているならば、辰砂の形成においては、逆の作用である反作用がこのアストラル化に対抗し

125

て働き、そのため赤くなるのです。自然のプロセスにおいて赤色が生じる所はどこでも、アストラル化に対する強い反作用が存在するのです。このことを教訓的な表現で表すと、「バラは赤くなることによって、アストラル化に抵抗しようとしている」と言えるでしょう。これらは病理的治療的考察の領域であり、ある意味で互いに関連し合っています。そしてこれらの領域が、自我とアストラル体の他の諸器官に対する独特な働き、つまり自我とアストラル体が他の諸器官を捉え、また他の諸器官から離れ、あるいは下から上に向かう流れの中で過剰なアストラル作用を示すという独特な働きへと私たちを導きます。

このようにして人間の体の全体を次第に洞察できるようになるのです。このような考察からさらに他の考察へ移って行けば、その洞察ができるようになります。そしてここでまた、私が昨年の講義で述べたことに補足として付け加えようとすることに注目しなければなりません。

自我を、人間の中で霊的、心的、有機的、そして鉱物的に作用するものであると考えると、自我が燐の一種の運び手であることはとても独特なことです。すなわち、この自我は、有機的な人間存在の周縁に至るまで燐を運ぶという仕方で、運び手としての自らの仕事を展開します。燐を運び、人間の有機体をくまなく燐化することは、自我による活動の一つなのです。有機的な人間存在の最も外側の境界まで、つまり周縁に至るまで燐を運ぶのは、自我によって極めて見事な仕方で行われます。自我は燐を他の物質に付加し、そして他の物質と化学的に結合させることによって、守られるべき境界に至るまで、有機体のすみずみまで燐を運びます。また自我は、有機体のすみずみまで燐を運ぶ際に、燐が化学的に遊離しないようにします。ごく微量の燐に至るまで燐の化学的な遊離を妨げるのが自我の果たすべき仕事の一つなのです。仮に燐が遊離してしまい、人間の有機体に強い作用が呼び起こされるようなことがあったとすれば、その結果、まったく特別なプロセスが生じてしまうでしょう。取り入れられた燐の遊離を自我が防ぐことができなかったとした場合に重大な規模で起こると考えられる事態が少しでも生じそうになった時に、自我のこの仕事がまさに必要になります。すでにこの講座で述べたことですが、人が誕生し、かつて霊的魂的に存在していたものが地上に受肉すると、まずエーテル体とアストラル体と自我の写しを作ります。自我の写しであるものは全て力動系、つまり運動系の中にあり、それらは平衡をもたらします。このことは、私たちの考察の特にこの場所で、徹底的に考慮しなければならない事柄です。自我が、不均衡や損なわれた平衡状態に均衡をもたらす作業に従事する時、自我は燐を必要とします。私が足を踏みはずすと、バランスを崩して、私はそれを元に戻さなければなりません。内的な諸経過においても同じことが生じますが、自我がこの作業を行うには燐が必要です。この作業は基本的に燐を使って行われるのです。

自我が働いて人間の力動性を平衡化する際に、その燐化作用を使い果たさなければ、自我は燐とともに、最初からすでに自我の写しであるもの、つまり力動性の平衡化に近づいて行きます。ここで、液体人間、気体人間、熱人間についても考えなければなりません。そこには液体人間や、自我が刻印するアストラル体の写しと自我の写しからエーテル体の中へ入って行くものが関係していると考えてみてください。このエーテル体においても、力動的なもの、つまり非平衡的なものから平衡への継続的な移行が生じなければなりません。

そこで問題となるのは、極めて繊細な作用です。それは本当にとても繊細な作用なのです。この繊細な作用は、自由に漂いながら、有機体の運動全体とも、内的な運動とも関連している小さな球が体内にあることによって調節されます。その小さな球は血球です。自我が運動性や、例えば内的な熱の運動性に関与することによって行う作用はこれらの血球にぶつかります。これらの血球は球体ではなく、実際は、血球が運動を平衡状態に移行させるようにできているのが分かる形になっています。つまり自我が有機体の運動能力に関与することによって、自我作用は血球において境界に到達します。そしてそれはそこで押し留められて、自我と有機体全体との間のあの最も密接な相互作用がそこで行われなければなりません。そしてそこでは、絶え間ない人間の燐化と、造形的な血液プロセスに存在するものの間で、深いところで密かな戦いが行われます。つまり、燐が遊離した状態で人間の中に入ってくると、血球は燐化によって破壊されるのです。この燐化は、私たちを自我のこの独特な相互作用に具体的イメージを伴って導いてくれます。自我は完全に霊的なものですが、血球を通して物質と絶え間なく相互作用をしています。このように考えると、血液はまったく特別な液体です。ゲーテの言葉ではありませんが、古い言葉にあるように、まったく特別な液体です。血液は、そこで人間の外的物質的なものが、その人が最初に担う最も霊的なもの、つまり自我との相互作用の中に入って行く場所です。そして血液は、自我が間違った仕方でこの相互作用の中に入って行くと、最も破壊的に作用し得る場所です。それゆえ、そのような間違った相

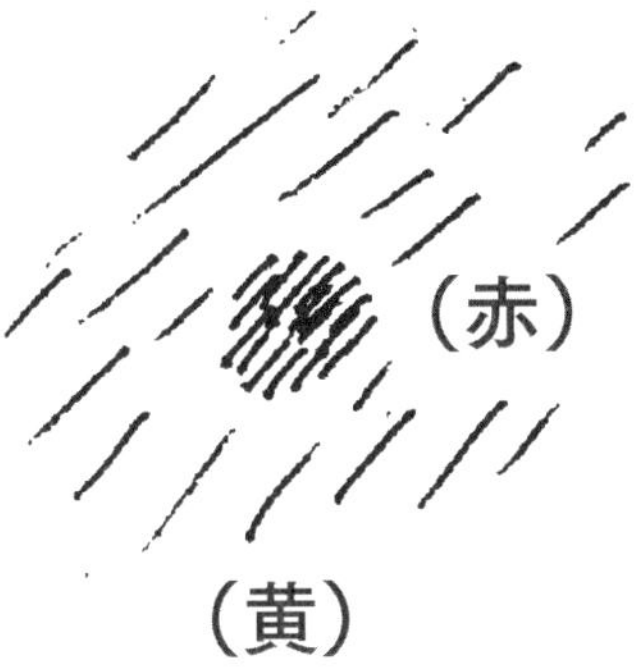

図 5-3

互作用のもとでは、物質的なものの中で多くが破壊されるのです。その例が上皮の脱落、筋線維の中に至るまでの脂肪変性、血球の崩壊などです。とりわけ横紋筋には自我が特に作用しているので、燐作用が正しく働かないと、肉体的なものの中でこの崩壊プロセスは骨の中まで入り込んで行きます。

そこで、以下のことが明らかになります。アストラル体を引き連れて動く自我と、エーテル体を自らに引き寄せる物質体との相互作用において、正常へと向かう志向性と、異常へと向かう志向性がどのように生じるのか、また、どのようにある頂点に至るまで正常化が継続的に行われ、その後退潮するのか。また、例えば燐中毒では、このプロセスがどのように現れるのか。燐中毒では、まずアストラル体もエーテル体も、物質体と自我の中で顕現するものに抵抗することがわかります。エーテル体の持つ最も強い力を用いて、全力で抵抗します。自我の強すぎる作用として現れるものに対して、エーテル体は逆らおうとし、自分の力を強めます。ですから燐中毒初期のプロセスには、ある別のプロセスとの内的な類似性がたくさんあるのです。それは人の死後の回想です。この死後の回想は何日か、つまり一日半か二日、あるいは三日間続くことがあります。この回想においては、アストラル体の中にエーテル体が留まっています。この二つは結びついています。燐中毒が現れると、まずこの二つは人体内でも結びつきます。アストラル体とエーテル体の共同作用によって展開するもの、そしてこの死後の回想がエーテル体によって行われる時に現れるもの、それら全てが生じるのです。したがって、死後の回想が続くのと同じくらいの時間が経つと、この燐中毒の初期に力が費やされたことによって回復が見られます。その後、弛緩つまり力の退潮が起こります。するとこの退潮の後に、さらに強まった自我の異常な作用が再び始まります。しかし、実際の燐中毒の克服は非常に困難です。仮に克服できるとすれば、有機体内でアストラル性とエーテル的なものとの強い相互作用を起こすように、有機体全体に非常に強力に働きかける時だけです。それは、非常に強力な膏薬を体の様々な部位にしっかりと貼り付けて、燐中毒に対抗して作用させることができれば達成できるかもしれません。仮にそのような事ができたなら、きっと効果が得られるでしょう。したがってこのような症例では、どこまでやるべきかが分かる感覚を持っていなければなりません。

自我が物質有機体に介入する時に、物質有機体は、人間の隣化作用と呼べるもの全ての関与を最も強力に受けます。けれども自我が物質有機体に強く介入すると、つまり物質有機体に破壊的に関与すると、必然的に反対のことも起こります。そうすると、自我が過剰に介入しなければ通常自我が正常な有機体にもたらすはずのものが、損なわれることになります。ですから、燐化作用が強すぎると、ただ単にアストラル体と自我の作用が強すぎるための不眠症が現れます。それは私が述べたことから推察できるでしょう。つまり頭痛、譫妄、傾眠傾向が認められるでしょう。燐中毒ではこれらの症状が全て現れ、そして麻痺する前にはたいてい貧血状態になります。この貧血状態は、血液との相互関係について述べたことの後で現れます。その中心に存在するもの、すなわち隣化において自我によって血球が捕えられる時に現れるものが、振り子のように再び打ち返され、それは黄疸のような症状で現れます。この黄疸のような症状の中では、心的なものと物質的なものが互いに入り組んで作用しています。

以上のことから、人間本性のプロセスは、皮膚によって囲まれている空間内で、自我とアストラル体が外界の諸力とともに行う活動であるということが分かります。それは内側へと働きかける活動なのですが、この働きをどのように調節できるのか、またどのようにこの働きを統御できるのか、ということについて正しく考察できなければなりません。

些細なことですが、次のような場合にはこの観点をもとにして考えればある種の食事のルールが自ずと生まれます。それは、自我が強く作用しすぎ、その結果として胃に不調が現れ、同時に過剰な生命活動が生じて、異常な下痢やそれに類似した症状が現れ、食事療法によって適切な仕方でそれに対抗する必要があることが分かっている場合です。人間における本来の自我プロセスとアストラル体プロセスは、ある種の分解作用であり、外界で統合的に存在するものを分割します。有機体の物質的エーテル的基盤には根源的な統合作用がある一方で、自我活動とアストラル活動には分解作用があります。この分解作用もまた、人間本性の正常な活動の一つであり、そのため、特にその特徴が強く表れると、その分解作用を適切に抑えなければなりません。自我が燐塩を過剰に分解すると、自我は燐塩を燐的なものにするまで分解し、そうするとこの分解は有機体内で災いを引き起こし始めます。分解が最も強く作用することが許される地点の一つは昨年の講義ですでに述べたように、鉄に至るまで分解される地点です。

鉄に至るまでの分解作用は血液の鉄含有量と関係しており、他の金属の分解に比べると、様々な意味で対極にあります。他の金属の場合、ある意味で分解作用は常に抑えられる必要があるのです。

今日皆さんに示したかったのは、外的な現象の中に、内的な、霊的なものから生じるイメージを実際にどのように持つかということです。ですから、健康な状態と病的な状態の人間の外的な観察は、内的な、霊的な人間について認識できるものによって補わなければならないのです。

今述べたことを基礎にして、私たちの治療薬についての見方と、また寄せられた多くの質問に回答するための前提条件が得られるでしょう。それらについてはできる限り、残りの三回の講義でお話ししたいと思います。

第六講（一九二一年四月十六日）

昨日私は、「私たちの考察を通して、ここで提案した治療薬の本質を明らかにすることを目ざして話を進めたい、そしてそれに向けてこの考察の構成全体を組み立てたい」と述べました。今日は最初に、方法論的な観点から皆さんに多くのことを示唆できると思われる内容を、もう一つお話ししたいと思います。

ある病像あるいは複合的症状をイマジネーション的に観察すると、直接的、直観的にその治療薬についての知識を得ることがよくあります。その場合、当然それを自然科学的な認識による判断にしたがって考察してみたくなりますが、そうすると、それは間違っていて、そのようなことはあり得ないことに気づきます。これは、治療に関してだけでなく、よく起こることであり、超自然的な研究ができる人は、頻繁に目にする現象です。その後、それをより詳細に考え、さらに注意深く追求していくと、そこでようやくそれがどの程度まで正しいかが分かります。イマジネーション的な研究と、その後に続くイントゥイションによって明らかになることは、常に正しいのです。もちろんそれが正しい認識力に基づいていることがその前提となるのですが。しかし、その判断をするためには常に、まずその判断が、このような方法で認識するものにまで達している必要があります。そこでは、次のことがよく分かっていなければなりません。それは、人間の有機体は最高度に複雑なものなので、それを知的に概観しようとすると、考えうる限り最大の困難に出会うということです。とりわけ人間の有機体を再び外界と関連づけようとする場合には、特にそうなのです。すでにこの講座で述べたことですが、有機体における窒素の作用にさらに詳しく注意を向けると、そのような困難にとりわけ強く直面することになります。窒素は吸気よりも呼気の方により多く含まれています。唯物的な思考は、この違いは問題ではないと判断します。それは、人間を唯物的に見ると、結局のところ窒素の作用にまで考えが至らないからです。窒素の作用は、以下のことを考慮してはじめて明らかになります。

ご存知のように、多種多様な栄養理論があります。研究者たちは栄養の解釈に関して、「食物から摂取されるタンパク質は人間の有機体にとってどのような課題があるのか、何のために人間の有機体はタンパク質を必要とするのか」という問題で真っ向から対立しています。ある研究者たちは、人間のタンパク有機体の構成全体は一定であり、そこにあるのは不変なもの、少なくとも比較的不変的なものであり、摂取されたタンパク質はすぐに分解され、人間有機体内のタンパク質の持つ合成し形成する諸力にとっては基本的にほとんど意味がない、と言います。別の研究者たちは、人間のタンパク質そのものは絶えず分解され、そして摂取されたタンパク質から絶えず何度も新しく合成されるという、現代では少々時代遅れとみなされている観点に立っています。この二つの理論は多様な形で登場し、正反対のことを意味しますが、両者とも本当に重要なことは捉えていません。なぜならこれらの理論は、タンパク質だけを一面的に評価し、有機体全体を考慮に入れていないからです。

人間の有機体の中には、頭部形成すなわち神経感覚形成の中にあるものと、四肢代謝系に由来する形成〔Bildung〕の中にあるものとの対立があります。これは人間本性の中にある正反対のものですが、それはいくら考慮しても十分とは言えません。というのは、人間の構築が段階的に成り立っていることは、治療を検討する際に非常に重要であり、私が述べたことを考慮せずに理解することはできないからです。例えば、有機体全体の中で肺はどのような状況にあるのかということは、「頭部有機体が関わる場合には、そこでは疑いようもなく、ある種の諸力が優勢である」と問うような研究から始めなければ、まったくこれを理解できません。その後、胸部有機体のことを考えます。その中に肺があります。有機体全体は、そのいたるところで頭部形成力を多種多様な強度で有しているので、肺も、その同じ力を自分の中に持っている器官です。ただこの力は肺では頭部に比べて少なく、弱いのです。そして今度は、自我とアストラル体とエーテル体が、諸器官のあらゆる造形的な形成とその解体において、どのように働くのかということを研究すると、次の様な逆説的な結論に至ります。「肺形成は、頭部形成の弱まったものである。肺形成は、頭部形成のメタモルフォーゼであるが、ただそれはその初期段階に留まっているだけである。頭は、肺の中にも存在する形成力と同じ形成力に関して先に進んでいる。しかし、この形成力は肺においては後方に留まっている」。

さて、肺は頭部形態のメタモルフォーゼであり、それが頭部形態の前段階に留まったメタモルフォーゼであることによって、肺は呼吸するという自らの機能にまさに適しているのです。一方、肺の中で前段階に留まり、肺を呼吸に適したものにしているこの力と同じ力がさらに進行すると、肺はますます頭に似たものになって行きます。その結果、肺が次第に頭に似たものになることによって、思考の力、つまり思考の器質的な力を自ら手に入れるのです。すなわち、肺は思考の器官になろうとします。肺が思考の器官になろうとすると、つまり頭部においてはまったく正しく存在する力を肺が過剰に受け取ると、肺には肺結核の素因が生じます。

肺結核はこの様に、人間全体から理解しなければなりません。肺結核は、「結核に罹った肺においては、呼吸は思考しようとしている」と言うように理解すべきなのです。つまり、頭の中では呼吸がメタモルフォーゼしています。そして知覚の処理に至るまでの思考のあらゆる機能は、上方に向かって、すなわちさらに進化する方向に形作られた呼吸にほかなりません。頭は進化した呼吸器官であり、肺と言うものの範囲を越えて進歩した呼吸器官です。ただ頭は呼吸をせずに、呼吸を通して空気を取り入れるかわりに、感覚を通してエーテル諸力を取り入れます。感覚知覚は、より繊細な、つまりエーテル的なものの中へ移動された呼吸プロセス以外の何ものでもありません。頭は呼吸し、肺も呼吸します。しかし、人間の中にはこのメタモルフォーゼ的形成の中でさらに低い段階にあって呼吸するものが、まだ他にもあります。それは肝臓です。肝臓は最後まで至らなかった肺であり、最後まで至らなかった頭部形成です。そして肝臓もまた呼吸します。ただし肝臓の場合は別のメタモルフォーゼが優勢です。それは感覚知覚とは対極にあるメタモルフォーゼ、つまり栄養摂取であり、栄養の消化です。ですから肺形成と肝臓形成は、胃形成と脳頭部形成の中間にあります。

この考えを基礎に置くと、人間のある特定の諸器官は、それ自体が基本的に呼吸器官である、ということがわかります。脳、肺、肝臓のような形態を持つ人間の諸器官は全て、同時に呼吸器官なのです。けれどもそれらは呼吸器官であるがゆえに、外に向けて呼吸する衝動を持っています。つまり炭酸を外へ排出します。外へ炭酸を排出するのが呼吸の本質です。皆さんは酸素を取り入れます。そして酸素を取り入れ、炭酸を吐き出すことは、肺のみならず有機体全体で行われていますが、本質的にそれは共感と反感の働きにおいて展開するアストラル体の作用です。作用する力としては、共感はアストラル体の吸気に、反感はアストラル体の呼気に相当します。『神智学』では、アストラル体は共感と反感の力に浸透されていると記述されています。アストラル体は、共感と反感にしたがって呼吸全体の中で働いています。それはアストラル体の内的な活動として見なすべきものです。

これによって、この考察の最終地点に達します。人間の中で一般にタンパク質体に存在するものは、先ほど述べた諸器官に属しているので、呼吸するようにできていて、呼吸によって外に現れます。けれども外に現れるものは全て、内に向けても現れるのです。図で表すと、このようになります（図6－1）。タンパク質を含むある臓器があります。この臓器は、先ほど私が名前を挙げた臓器群に属しています。この臓器は、呼吸活動を展開することによって外に現われます（図6－1、赤）。しかし、その臓器が外へ息を吐くことによって、その臓器は内へ向けて別の活動を、呼吸の対極の活動を展開します。それは霊を解放する活動であり、魂を解放する活動です。皆さんが外へ息を吐いたり、外に向かって呼吸を展開すると、皆さんは内に向けて霊的魂的な活動を展開します。この活動はもちろん空間を必要としません。それどころかその反対に、それは「絶えず空間の中へ消えて行く、絶えず三次元空間から出て行く」とさえ表現できるでしょう。そして、この活動は内

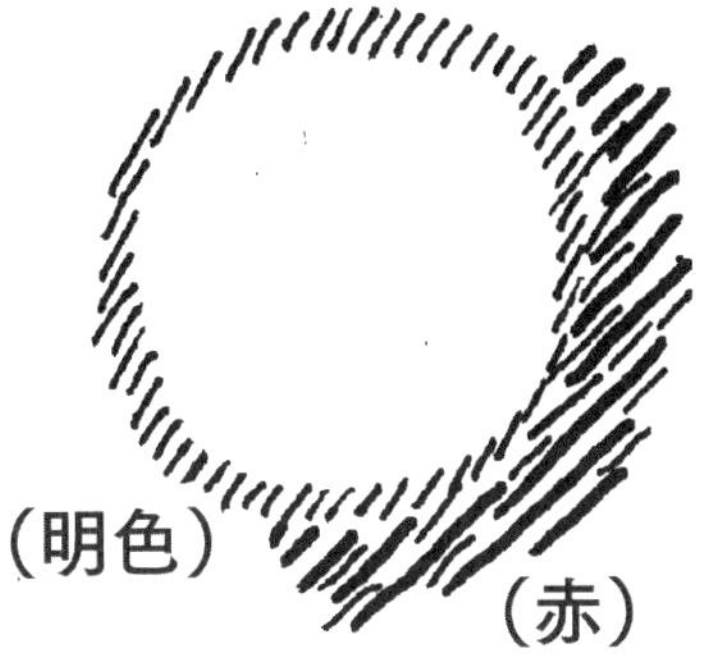

図6-1

部に現れ、内部へと向かいます。この活動を内部に向けて展開するのは、人間のタンパク質の特性です。頭部で内的な活動として働くものは、外から感覚を通して導き入れられます。したがって頭部の諸器官は、霊が最も内在していない器官なのです。この頭部の諸器官は、感覚を通して霊を獲得することによって、外から霊を受け入れます。頭部は人間の最も霊的でない器官なのです。

それに対して人間の霊性は、特に肉体における霊性の発達とともに、抽象的な霊ではなく実際の霊の内へ向けての発達を肺系で始めます。そして、それは外から内に、呼吸と反対の方向に働きます。そして、最も霊的な諸器官は、肝臓系に属するものです。それらは内に向けて最も霊的な活動を展開する器官です。それはまた、なぜ頭部人間は唯物論的になるのか、という問いに対する答えでもあります。頭は外的な霊性しか処理できないので、人は、あたかも霊において発達するものは全部、外側の感覚界から手に入れられると誤信してしまうからです。ですから典型的な主知主義者は、唯物論者でもあるのです。思索家であればあるほど、頭でっかちの思索家であるほど、唯物論者になる傾向があるのです。反対に、全人、すなわち人間全体が認識を求めて努力する時、つまり、後方に位置する諸器官を含めた人間全体がどのように思考するのかについての意識が発達し始めると、その意識にとって唯物論は正当性を失います。

呼吸の中に現れる活動は、外に向けても現れます。それは炭酸中の炭素の排出の中に現れます。しかし、その時、内に向けて遂行される活動つまり霊化活動は、窒素と結びついています。そして窒素は使い果たされると、まさに霊化のために排出されます。窒素の排出量は、人間の諸器官が霊性に向かって行った内的な働きを計る尺度です。このことから、「そのような霊性を信じない人は、当然、有機体の窒素摂取に関しても分からないままでいるしかない」ということが分かります。あらゆるタンパク形成や、あらゆるタンパク造形において、いかに外に向かう活動と内に向かう活動が展開するのかということが分かった時にはじめて、栄養が持つ役割が明らかになります。このプロセスは、基本的には対極性を持つ呼吸プロセスですが、そのプロセスをよく観察すれば、「栄養摂取と消化はいたるところで呼吸プロセスと隣接している。つまり栄養摂取と消化に対して、いたるところで呼吸と霊化のプロセスがもたらされる」と言うでしょう。この霊化プロセス、すなわち呼吸のもう一方の側面の中に、タンパク形成における形態形成的な諸力、つまり本来の造形的な諸力が存在し、人間の形態を造形するもの全てが存在します。このことから、そこで働いているものは基本的に、アストラル体とエーテル体の相互作用を表しているということがわかります。アストラル体は共感と反感を通して呼吸の中で作用し、エーテル体は自らの作用によってアストラル体の共感と反感に出会うように作用します。エーテル体はいたるところで、その作用によって人間の有機体内の呼吸と出会います。エーテル作用の人間における主な作用点は、液体成分の中にあります。人間は少なくとも三分の二は水分でできています。エーテル体が特に活動している水有機体の中では、エーテル諸力は物質的に現れます。大気から人間に組み入れられる空気有機体の中では、呼吸の諸力が現れます。ですからアストラル体とエーテル体の間で生じるものは、水の力と空気の力の相互作用としても見ることができます。水の力と空気の力とのこの相互作用は、有機体内で絶えず起こっています。もちろん一方の側によって他方が完全に抑えられることはありません。ですから、人は常に空気とともに微量の水蒸気を吸い込みます。その時エーテル性が呼吸の側に影響を与えます。それと同様に呼吸活動は、本来の消化器官と栄養器官に影響を与えます。これらの諸器官はタンパク質でできているという点で、呼吸するものでもあります。つまり、常に一方が他方に影響を与えるのです。私たちが関わっているのは、どれかある器官においてどちらか一方の活動が優勢であるということに他ならないのです。一面的にしか表現できないものと関わっているのではありません。どれかある器官について、例えば肺について、それはもっぱら呼吸器官であると主張すると、私たちは何か間違ったことを言っていることになります。たとえわずかな程度であれ、常にもう一方の活動もその中にあります。栄養摂取は主として、エーテル的液体的そして物質的固体的なものの中に現れる活動を通して進行します。すなわち栄養と消化の活動の主要なものは、エーテル的液体的なものと、物質的固体的なものの中で展開し、呼吸活動の主要なものは、アストラル的気体的なものの中で展開します。そして自我活動の主要なもの、つまり本来の霊的な活動は、まさにその自我と関係することで熱構造の中で展開します。物質有機体における霊の活動は、自我と熱構造、つまり熱が物質の中へ入り込んで作用する全ての機構との共同作業です。自我は常に熱と関わらねばならず、常に熱によって作用を発します。患者をベッドに寝かせて毛布をかけるなら、それは暖められた熱を適切に用いることによって、自我に呼びかけることにほかなりません。

しかし、これは同時に栄養摂取全般に光を当てます。この栄養摂取は、主として栄養摂取と排出が行われている組織液と、人間の本来のタンパク有機体との相互作用です。この本来のタンパク有機体は相対的にはとても安定しています。成長期だけはある面で不安定になりますが、その後は安定し、せいぜい人生の後半にある種の解体が起こるだけです。組織液内では、食物中のタンパク質が継続的に取り込まれて破壊されます。そしてこの活動の中には、タンパク形成において安定した状態であろうとするもの、つまり人間の内部のタンパク器官全般に対する攻撃が存在しています。これらのタンパク器官は安定した状態に留まろうとします。これらの器官は内へ向けて霊的魂的な活動を分離して、それらを解放しようとするので、安定した状態であろうとします。栄養摂取プロセスを通してもたらされるものは本来、タンパク質的なものの活発な取り込みと破壊という非常に動きのある諸力の活動と、静止に向かう諸力の活動の間でなされる相互作用の中で、つまり人体内のタンパク質の相互作用の中で生じるものに基づいています。ですから、「人は食べた栄養素によって作られる」と言う時には、部分的には迷信が、部分的には真実が含まれているのです。それが迷信なのは、人がそもそも人であることによって、構築する諸力が最初から人間のタンパク質体の中に含まれている一方で、反対の極においては、人間は自分固有のタンパク質の形態の安定性を絶えず攻撃するからです。ですから、「人間の生命を維持しているのは、食物の供給だけである」と信じるのは正しくありません。それはまったく間違っています。つまり、組織液中の活発な諸力の活動も、生命を維持しているのです。組織液中のこの活動を活気づけるように食物を構成すると、それによって生命を維持します。肉体に栄養素を供給することによってではなく、固有のタンパク質体の安定した諸力に衝撃を与えることによって、生命を維持するのです。食物摂取によって刺激されるプロセスの中に生命維持の最も本質的なものがあるので、私たちはそのプロセスに注目しなければなりません。例えば、子どもには有効であることがわかっている物質が、成人には有効ではないということがあります。なぜなら身体の成長期にある子どもは物質の摂取を必要とし、物質が内部に進み、物質の中の諸力が内部へ向かって展開することが必要だからです。何かある物質が子どもには良い効果があることが分かっていても、それが成人にも同じように作用するとは限りません。成人の場合には、組織液中の静止しようとする力を維持し、その活動を刺激することの方がずっと必要なのです。頭部や肺や肝臓といった後方の諸器官で生じる全てのことを考察すると、そして後方に向いたそれらの諸器官から目を転じて、もっと組織液の活動の中に埋め込まれている諸器官に目を向けると、原型的器官として、肺に包まれた心臓を見出すでしょう。人間の心臓は、完全に組織液の活動から作り出されており、その活動は組織液の内的な活動の反映以外の何ものでもありません。

心臓はポンプではありません。心臓はむしろ組織液の活動の測定器のように働きます。心臓は血液循環によって動かされるのであり、心臓のポンプ作用によって血液循環が起こるのではありません。温度計が外的な寒暖を発生させてはいないように、心臓は循環として機能するものの発生とはほとんど関係がありません。温度計が寒暖の測定器にすぎないのと同様に、心臓は循環と、血液の代謝系から循環に流れ込むものの測定器以外の何ものでもありません。これは人間を理解しようとする時、特に観察しなければならない黄金律です。心臓はポンプであり血管を通して血液を押し流すのだという思い込みによって、今日の自然科学は真実とは正反対のものを手にしています。このように心臓を誤解している人は、そのまま信じるのであれば、「私の部屋はどうやって暖かくなったのか、それは温度計が上昇したからだ」と信じることも認めざるを得ないでしょう。これはまったく同じことを意味しているのです。

人間の本質の最も重要な部分である霊的魂的なものをまったく考慮せず、運動するもの、力動的なものを無視する見方、ただ物質的なものから出発する見方、そして本当は物質にまず刻み込まれる諸力を物質的なものから追い出そうとする見方、このような見方がどのような結果に至るか、皆さんにはお分かりでしょう。そのような見方は、本当は力動的な諸力の活動によってはじめて心臓に刻み込まれる諸力を、心臓自身が持っているかのように見なすのです。

そこでこのように言えます。「臓器としての心臓とその活動の中には、人間において呼吸と霊の解放に対抗するものが最も進んだ形で機構化して存在する」。そこには、ただ形を変えただけのものとはまったく違った、対極的なメタモルフォーゼと呼べるものがあります。頭や肺や肝臓を考察する時には、メタモルフォーゼ的な変化の様々な段階が見られます。しかし、心臓を肺と比較して考察する時には、対極的なメタモルフォーゼについて語らねばならず、心臓はその形態において、肺の対極であると言わなければなりません。そして、より前方に発達する諸器官、例えば最も際立つのが女性の子宮ですが、これらの諸器官は全て、心臓形成が今度は段階的に形を変えたものです。私は今女性の子宮について述べています。なぜなら、男性にも子宮がありますが、それは単にエーテル的な子宮として存在しているだけだからです。子宮は形を変えた心臓です。このような考察方法から、人間のこの機構を理解するためになすべきことの全てが明らかになります。

　さて、心臓の動きの中に中心があり、そこで静止に至るこのもう一方の活動においては、人間の中で主として脂肪と炭水化物がその活動に介入します。そこではこの脂肪と炭水化物が作用します。もちろんこの作用は全身に広がって行きます。なぜなら、肉体全体は呼吸するものであり霊を発展させるものですが、一方では物質を貯蔵するものでもあり、燃焼へと向かっていく力の体系を機能的に作りあげるものでもあるからです。このことは次のことを明らかにします。かつて肺消耗性疾患と呼ばれ、今日ではある学説によって別の名称〔肺結核〕がつけられた病気がありますが、その病気は、そこで作用し得る全て基本的に同様に存在している様々な影響によって、人間が地球外的なものから方向転換させられ、地上的なものへ、つまり劣悪な住処《すみか》での生活などへと押しやられることにその本質があるのです。そして、このように人間有機体を本当に内的に考察することから、いかに治療へと至るのかということが分かるでしょう。肺結核の説明は全て、次のように要約できます。人は、太陽と宇宙の方向から向きを変えさせられて、太陽と宇宙から遮断するものへと向かわされます。つまり、基本的に感覚を通した受容、感覚を通した感受にもとづいた、地球以外のものに対する喜びが弱まるようにさせられます。するとその人の魂と心情は感覚に入り込むことができず、そのため肺の中に入って行きます。その結果、肺は思考器官になろうとし、頭になろうとします。そして実際に肺の外的な形態の中に、肺が頭になろうとする様子がはっきりと示されます。つまり、頭を骨化する力が肺の中に現れ、その結果、そこに肺の硬化が生じる様子が形となって現れます。それに対抗するには、何をすべきでしょうか。

この肺の頭部化に対抗するには、そこでは本来行われるべきアストラル活動が弱まり、自我活動が強くなりすぎていることを何より考慮しなければなりません。つまり、自我活動がアストラル活動を打ち負かそうとしはじめるのです。私たちはそれに対処する必要があるのです。自我活動を特に刺激するものは全て、外側からの感覚の受容です。しかし、外側からの感覚の受容は、人間の有機体全体に行き渡り、塩《えん》を堆積させます。この塩の堆積は、肺結核の傾向のある人の場合、正しく調節されません。そこでこれを側面から助けなければならず、肺がもはやできないことに対して、正しい時に、正しい強さで、塩の塗擦《アインライブング》を施し、作用させることを試みなければなりません。塩を用いたアインライブングは、外用すると、内側から発生する硬化プロセスに対抗します。

さて私たちは、外からの塩作用によって得られるような活動を、次のような形でも行わなければなりません。それは、外から入ろうとするものを有機体が内部で受け入れられるようにすることです。塩浴、それも濃い塩浴も適用できますが、外から入ろうとするものを有機体が内側で処理できるように、内側から有機体に何かをもたらす必要があります。そこで次に述べることを検討して下さい。その一部は、すでに昨年論じられたことから理解できます。

ある種の外的な機構化の力を相互作用の中で調節する活動を、有機体の内部から発展させるようにその有機体を刺激しようとする時には、ホメオパシー的に希釈された少量の水銀を投与します。この観点において水銀は重要な治療薬であり、重要な調整薬です。薬の量を決める時に一般的に大切なことが、ここでは特に重要です。私がすでに述べたことをまとめると次のようになります。外側の自然に最も似ているのは四肢代謝系です。四肢代謝系に何かが不足している時、また四肢代謝系の中で何かをしなければならない時には、低ポテンシーの薬剤を用います。そして中部人間には中程度のポテンシーを用います。けれども頭部から作用させようとする、つまりそもそも頭部の霊的なものと何らかの関わりを持つものから作用させようとする時には、最も高いポテンシーを、あるいは高めのポテンシーを用いなければなりません。今論じている症例では、肺の活動つまり中部人間に属しているものが関わっています。したがって、水銀のポテンシーは中程度であるべきです。頭部機構に作用し、そして特に頭部機構から再び有機体全体を貫いて作用するようにしたい場合には、最も高ポテンシーの薬剤を用いることが求められます。したがってケイ素化合物を用いて治療しようとする時には、常に高ポテンシーが良いでしょう。ケイ素化合物はその特有の性質によって、常に頭部と体の周縁部に向かって作用するので、実際に最も希釈されることが必要です。体の周縁部もまた頭部形成に属しています。その一方で、例えば別の

152

理由でカルシウム化合物を用いる時には、最も高いポテンシーではなく、より低いポテンシーの薬剤を用いるのが通常は正しいでしょう。簡単に言えば、ポテンシーの判断基準は、介入すべき有機体が四肢代謝系、リズム系、あるいは頭部系のいずれなのかということなのです。その際にはもちろん、頭部有機体は別の側からもまた有機体全体に働くという意味で考慮されなければなりません。例えば、次のような見方ができます。足の病気に罹っている人がいます。しかし、それは本当は偽装された頭の病気であり、頭部に原因があります。その場合、代謝からではなく頭部から治療することが重要です。代謝から治療すべきであることが分かっている場合には低ポテンシーで良いところですが、この場合は高ポテンシーを用います。このように、これらの事柄は一つの理論的根拠をもって理解できるようになるでしょう。また次第にそうならねばなりません。実際にやってみた結果を正確に観察する時に、はじめて個々の事柄が本当に明らかになるでしょう。ただその方向は、私が述べたように探さねばなりません。

自分の体験の中で気づいたこと全てを、注意深く記憶している人だけが、そもそも治療について詳しく述べることができるのです。なぜなら、一つひとつの経験はどれもためになり、次に役立つからです。私が先ほど述べたことを考慮に入れれば、例えば、脳と肝臓が同時に障害される病気があることが、もはや不可解なものには見えないでしょう。それは、肝臓はメタモルフォーゼした脳だからです。肝臓の変性と脳神経節の変性が同時に見られると、それはまったく同じ方向のものであり、病形としては、肺結核の原因が増強されたものなのです。それは増強された、結核のメタモルフォーゼにすぎません。ですからその場合には、より低いポテンシーの水銀を内服で投与し、また外用としては、塩アインライブングや塩浴においてナトリウム塩や食塩ではなく、石灰塩に変える必要があるのです。これは大切なことです。

さてこのように人間の有機体を内側から考察すると、あらゆる場所のどこに誤謬の源があるのか、また正しいものをどこで本当に得られるのかがわかります。一度このように考えてみて下さい。ある人が来て、「ここに病気があり、私はそれを水銀で治す」と言います。そして何らかの効果が得られるとします。その病気は梅毒と関係ある必要はありません。しかし、彼はかつて水銀で治るのであれば、梅毒のプロセスと関係があると考えました。しかし、そうである必要はまったくないのです。それと同じように、皆さんは私が昨年「精神病」について述べたことを、今はもっと正確に理解されるでしょう。数日前に私が脳軟化について話した時、それはもちろん麻痺性疾患を指していました。けれども、人が「麻痺」と言う時、実はそれほどはっきりと語っているわけではありません。人が麻痺と言う時、その人は常に外的な複合的症状について話していると感じます。すると当然、「精神疾患の本当の原因は器官の変形に求められなければならないと私が昨年述べたことと、どのような関係があるのか」という問いが生じます。もし精神症状だけに注意を向けると、実は何も得られず、実際には何も分からないという場合がよくあります。類似した一連の精神症状が、実はまったく様々な病因から生じていると言うことができるのです。いわゆる精神病の場合は、器官の変形、つまり正しく機能していない器官を探し出し、そしてなぜ正しく機能していないのか、と問うことがますます大切になっています。なぜなら、タンパク形成の安定した力、つまり変動する力ではなく、あの安定した力が損なわれているからです。病人には、本来の造形的な構築の中にある器官をたえず破壊しようとする何かがあります。ですから、組織液中で生じるもの、すなわち代謝のもう一方の極を表すものの方を注目し過ぎるのは良くありません。つまり、諸症状を理解しようとする場合、有機体中の本来の代謝そのものによっては何も分からないでしょう。それに対して、精神病の認識を分離〔Abscheidungen〕の中に求めることは非常に重要です。そこでは常に重要な手がかりが見出せるでしょう。精神病においての分離はどのような状態なのかを調べることは極めて重要です。というのは、私は昨年、精神病の

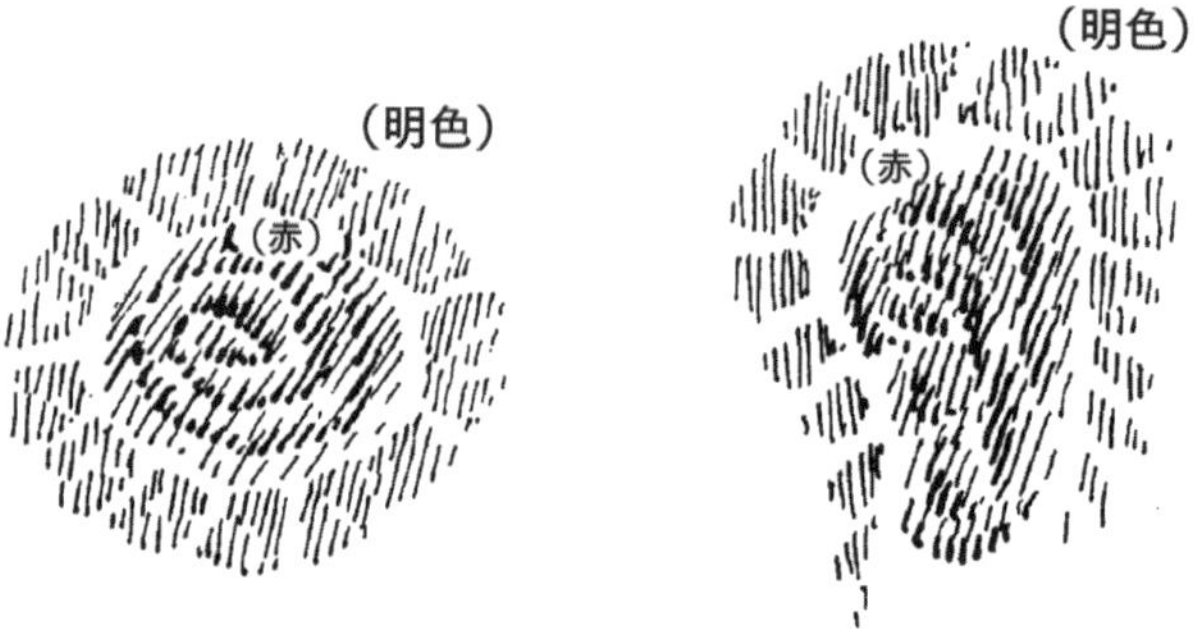

図 6-2

ある種の型には、イマジネーションとインスピレーションを形成しようとする病的な欲求があると述べたからです。それはまさしく内部において霊的なものが遊離することを意味します。

この病的欲求がある場合、それはその器官に障害があることが原因です。その器官に障害がなく、正常に形成されていると、イマジネーションが形成されても、それは無意識に留まります。しかし器官に障害があると、このイマジネーションは正しく形成されません。器官が損なわれ、それによってイマジネーション形成への病的欲求が生じますが、その一方で、イマジネーションは器官によって覆い隠されず、幻覚などとして現れます。つまり、ある器官と、そしてその内部で展開するイマジネーション（図6-2、赤）があるとすると、そのイマジネーションは有機体の残りの部分の中に放射して知覚されます（図6－2、明色）。しかし、変形した器官では、イマジネーションの造形が正しく展開できません（図6－2、赤）。そのため一方では、それが正常ではないために、意識に押し入って来ます。つまり幻覚と幻視が生じます。しかし他方では、その器官が壊れて、それによって正しいイマジネーションへの衝動が生じます。このように事柄を内側から洞察することによってのみ、このようなことは明らかになります。

それではこのあと、提出された個々の質問にお答えし、また私たちの治療薬についても説明します。今日はこれで終了し、シャイデガー博士の講演を聞きましょう。

第七講（一九二一年四月十七日）

さて今日は、治療薬学に話を進めようと思いますが、その前に述べておきたいことがあります。それは、すでに私たちが治療薬の導入として取り上げた内容も考慮に入れて論じられるべきだということです。そして、次のことを特に述べておきます。私にとって興味があるのは、何らかのものが治療薬になる可能性があるという考えが、私の中でどのように形成されるのかを説明することではなくて、何らかの素材〔Substanz〕を治療薬として使用することを、皆さんがある程度見通せるようになることです。つまり、ある素材に治療薬としての価値があるなら、その素材に対して発揮されるべき直観が、自分自身の魂の中で働くようになって欲しいのです。そこで今日は、何らかの素材が治療薬であり得るという直観にどのようにして至るのか、試験的に検討してみたいと思います。もちろんそのためには、アントロポゾフィー人間学のもっとも主要な原理を知っていることが基礎になるということは、あらかじめ言っておかねばなりません。なぜなら、治療薬検討の全体がアントロポゾフィー的な意味のもとで行われるように、いわば下から焚きつけるような働きかけがある時にのみ、治療薬の正しい解釈が生まれるからです。したがって、皆さんは、この数日間に私が述べたことが、今日行われるいくつかの試験的な検討につながっていくのがお分かりになるでしょう。

人間の周囲の環境と人間自身との相互作用を、特に植物において調べることから始めようと思います。最初に植物的なものにおける諸プロセスに習熟すると、人間の内部に向かう鉱物化プロセスの継続を正しく洞察できます。この数日間の考察からも明らかですが、このような検討をする時には、以下のことがはっきり分かっていなければなりません。植物の形成プロセス全体の中には、つまり、根、葉、花、種子などに向かう造形プロセスの中には、全宇宙からつくられたものが存在しています。植物の内部造形も含めて、植物造形に向かうプロセスを、化学的人工的な合成によって簡単に置き換えることはできません。少なくとも、そのような方法で置き換えられるのはごくわずかなケースしかありません。例えば、植物の根は、植物の造形プロセスにおいて、地球の表層の多少内側にある諸力と関係していることが分かっていなければなりません。霊的魂的には、人は上から下に植物的に成長する存在です。人間の頭は、地球の諸力と相互作用している力を多く含んでいます。そして植物において根の形態をとるものと人間の頭部の諸力は、深い類縁関係にあります。つまり植物の根的なものの中で生じるプロセスを説明する時は、このプロセスが人間の頭と相互関係にあることを常に考慮していただきたいのです。さて今度は個別のものについて検討しましょう。そうすれば、皆さんはどのようにして検討すればよいか、その仕方が分かるでしょう。ゲンチアナ〔Gentiana lutea〕の根を観察すると、「ゲンチアナは、外に向かって非常に強く花的に現れる植物である」と言えます。すでにその根の中には、花的なものに非常に強く向かって行く力があります。言い換えれば、この根の力はいくらか弱いのです。ゲンチアナでは花的なもの、葉的なものに多くが費やされています。それにもかかわらず、この花全体の形は、根的なものがまだ強く存在していることを示しています。つまり人間機構の中で頭部から頭部的なものとして直接出て行くもの、すなわち物質的な外的作用として出て行くものにゲンチアナが強い作用を及ぼすことは、必ずしも期待できません。ゲンチアナは主に頭部から発して呼吸を促進するものに作用すると考えるべきです。そして有機体内では常に対極的な作用が働くので、ゲンチアナの根を用いると、主に消化器官自体が、昨日述べた意味で、より力強く呼吸するようになるとイメージしなければなりません。つまり胃と腸に呼吸活動を活発にするように刺激を与えるのです。しかしここで、私たちが今回の講義で学んだことを考慮する必要があります。それは、呼吸活動を刺激するには植物素材にさらに手を加える、つまり根を煎じなければならないということです。私たちは根の煎じ汁を用いなければなりません。人はこれらのこと全てをきちんと理解することができます。まず、外的な部分です。ゲンチアナの根には苦味と強い匂いがあります。つまりそれは、アストラル的なものに非常に強く作用するものです。すなわち、人間の消化領域内のアストラル的な本質に対する作用と関わっているのです。そして次に、ゲンチアナの根は糖を含んでいます。人間の機構的プロセスにおける糖の消化には自我活動を強く刺激する作用があると、私がさまざまな機会に繰り返し述べたことを、皆さんは覚えているでしょう。それは単なる統計上の数字からも調べることができます。例えば、東欧やロシアのように自我活動の少ない民族では、自我が退いており、民族全体としての年間砂糖消費量は非常に少なく、逆に自我が著しく活発に活動しているイギリス人は、つまり一般的に西に行けば行くほど、砂糖の消費量は統計上でも多いのです。世界で起こっていることを認識しようとすれば、このような事柄を考慮すべきです。

またゲンチアナの根は、脂肪性オイルに富んでいます。脂肪性オイルは、消化に移行すると、下方の呼吸に強く働きかけます。それは脂肪性オイルが胃と腸の内的な運動性を強めるからです。したがって有機体内で起こっていることを、次のように描写できます。アストラル活動が刺激され、胃と腸の呼吸運動性が刺激されます。すると、腸は活発な活動を展開し、胃は強められます。その全体は、アストラル体を強める際に起こるべきことが起こるように働きます。その全体は諸器官が自らを固めてそれによって自らを強くするというところまでしか鉱物化プロセスが人間の中で現れないように働きます。そこに現れるのは、糖による自我のかすかな働きかけです。つまり、ゲンチアナの根の煎じ汁を用いると、アストラル体の運動を活発にし、そして根に含まれる糖を通して自我にその手助けをさせると言っても良いでしょう。けれども、自我が手助けすることによって、当然そこには危険が生じます。なぜなら、自我が下方で激しく作用し、その影響を残すと、今度は頭の中で対極的な反応が起こり、そのような患者は副作用として頭痛を起こすからです。しかしそれでも、それは私が述べたこれらの方向全てに作用するものです。ゲンチアナを使うと腸活動を刺激し促進するので、病気の症状が、例えば食欲不振や消化不良と関連していることに気づいた時、特に下腹部の停滞がある場合には、そのような薬を単独で、あるいは何かと組み合わせて用います。また、胃腸におけるこの活動を通していかに代謝が活性化され、代謝が内的にいわば興奮させられ、そしてより活発になるのかが理解できるようになり、それによって痛風やリウマチの傾向にも働きかけることができます。それに加えて、ゲンチアナの根には、あまり強くはありませんが実際に解熱作用を示すものがあります。というのは、腸活動が損なわれることによって、上部人間で反応が起こり、そして上部人間から発熱作用が始まるからです。つまり、下部人間を強め、上部人間に拮抗するバランスを作り出すと、解熱作用のあるものを患者に与えたことになります。

外界と人間の内部との具体的な関係を知ろうとする時には、このような検討が行われなければなりません。外側から人間に対して作用の流れがあると思われる場合には、そうすることがまったく適切なのです。これについては、ローゼンバッハ(九)のような人がすばらしい貢献をしました。しかし、人がその作用の流れについて単に抽象的に語る場合には、その人は、まずそこで外側から作用するものが具体的な事柄に起因しているということが分かっていません。それは、植物界の根的なもの、つまり根的なものの中で作用する諸力と、人間の中へ入っていく諸力との間に、そのような具体的な関係があることに起因しているのです。私たちはそこで、通常は流れという言葉で抽象的に説明しているこれらの事柄を、実際に把握し、いわばそれを手でつかむのです。霊学で大切なのは、本当に具体的なこと、本当に現実に起こっているプロセスを明らかにすることです。

この観点から、とても示唆に富む植物であるセイヨウダイコンソウ〔Geum urbanum〕の根を取り上げてみましょう。ここでもこの根を煎じます。皆さんがセイヨウダイコンソウの根について検討し、それから先ほどゲンチアナの根について私が述べたことを思い出されると、これはとても興味深いのです。根について検討しているので、当然そこには頭部の諸力との相互作用があります。セイヨウダイコンソウの根には渋みがあります。その渋みはとても強いものです。またセイヨウダイコンソウの根にはエーテルオイルが含まれており、このオイルは、ゲンチアナの根の場合よりも、それほど腸に近くない、まだ腸の中へ移行しない有機体の部分に作用します。つまり、このオイルはまだ、胃あるいは食道で生じるものとの関わりの方が大きいものなのです。次に、セイヨウダイコンソウの根にはデンプンが含まれているという、最も本質的なことを考慮しなければなりません。つまり、私たちは、糖が消化される場合よりももっと強力に消化する力に呼びかけます。というのはデンプンを消化する時には、消化における攻撃力をもっと強めなければならないからです。まず最初に糖が作り出されなければなりません。このようにプロセスを実際に追って行く必要があります。さらにセイヨウダイコンソウの根にはタンニンが含まれています。タンニンの治癒作用について調べたい時には、常にこのことに注目してください。タンニンがあるということは、さらに物質的なものに向かって強く働くような仕方で、タンニンに対抗するものが処理されるので、セイヨウダイコンソウの根の場合には、その作用全体をアストラル体よりも自我の方に向かって移さねばならないということです。私たちはそこで自我への刺激を強めます。そして自我への刺激を強めるので、私たちは人間の下部有機体で起こっていることに関わることになります。そこで自我を通して生じているのは、頭部への刺激とまったく対極的な作用です。私たちが関わっているのは、外的な消化と呼べるもの、つまりまだ胃の中にある素材への攻撃、腸活動へまだ移行していない素材への攻撃です。全ては有機体全体に広がっているので、腸内の神経感覚器官に存在するものが刺激されます。つまりまさに消化器官の中の神経感覚器官が刺激されます。すなわちそこでは自我作用が優勢になっているのです。

その結果どうなるでしょうか。第一にセイヨウダイコンソウの根には、強い解熱作用がありま す。第二に、後方の消化、つまり本来の腸活動に多くの負担をかけないことで、さらに前方にある消化から後方の消化に働きかけることができます。そのことを通して、特に下痢や粘液便と戦わなければなりません。下痢や粘液便が、より内部に存在する消化活動に過度の負担をかけすぎていることが原因であることを考えれば、それをする必要に迫られるのです。このような検討によって、外的な諸力がどのように人間の内部にあるものに浸透して行くかが見えてきます。

根の観察は特に重要なので、もう一つ別の根、ジャーマンアイリス〔Iris germanica〕を取り上げます。ここでも根を煎じます。ジャーマンアイリスはその外見から、自我に強く作用することがわかります。不快な臭いと苦い味は、自我が外界との強い物質的な相互作用を行っている場所となんらかの関係があることを直ちに教えてくれます。そして、ジャーマンアイリスの根には、物質活動を非常に刺激するタンニン酸も含まれています。さらに根の中にはまた、自我活動に作用するデンプンも含まれています。そして最後に、ジャーマンアイリスの根には樹脂が含まれています。樹脂は、そのための刺激を受けると、それが到達する所であればどこでも、自らの物質作用を通して働きかけます。自我はこれら全てのものによって、非常に活発な活動状態に置かれます。そして、尿活動とある種の瀉《しゃ》作用が現れることで、自我のこの活発な活動、自我の駆りたてる活動に気づくことができます。それは自我活動が外的に現れたものなのです。私たちが、「それらの全てがうまくいっていない時、その人間有機体はいったい何にさらされているのか」と問う時、私たちが戦うことができる相手は何なのかが明らかになります。そのような状況では浮腫や同様の現象が生じます。ジャーマンアイリスの根の煎じ汁の中には、浮腫に似たような状態、または浮腫そのものに効くものが見出せるのです。

以上のような方法から、検討しなければならないことがお分かりになったでしょう。さて今度は植物のもう少し上にある葉を観察してみましょう。特徴的な植物の一例としてマジョラム〔Majorana hortensis〕を取り上げます。次のことをはっきりと認識しましょう。葉に上昇すると、根の場合に私たちが最初にしなければならないプロセスを、自然そのものが行います。ですから葉を扱う時は、直接煮出すのは良くありません。私たちには葉の繊細な力が必要なので、抽出してその力を取り出します。私たちが本来必要とする諸力は、葉から抽出液に移行するのです。皆さんは抽出液の中にあるものを、感覚で捉えることができます。この抽出液には、暖める味とでも呼べるような独特の味がします。同時にこの味には、ある種の苦味があります。しかしさらにそこには何かが外に向かって作用していることを明らかに示すもの、つまり芳香性の香り、エーテルオイルがあります。そしてさらに、その全てを特別に強めるためにそこに加えるだけでよいものであって、物質作用を他の製剤ほど早く現さずに、胃を通って腸に達してから現すものがあります。すなわち、マジョラムの葉の中には様々な塩《えん》が含まれています。したがって、「この薬草の抽出液は、とりわけ内部諸器官の呼吸活動に働きかける」と言うことができます。それは、内部諸器官のある種の呼吸活動を引き起こします。そのことは、この抽出液が発汗を促すように作用する、つまり内部諸器官の活動が呼吸として活性化されることに現れます。それは発汗を促すように作用し、それによってその反応のうちで、内部諸器官の活動を強めるように作用するのです。マジョラムの葉の抽出液を用いると、カタル性感冒や、他方では子宮の機能不全に対処することができます。

花の作用に話を移すと、全てはもっと明らかになります。花の作用を、それがまず植物の外見の中で特に外に現れている部分で観察してみましょう。それは、例えばニワトコやライラック、セイヨウニワトコのように、たくさんの小さな花々が花序にしたがって咲く植物です。これらの植物の中へ、地球を取り巻く環境ととても関係のある諸力が射し込むことを知っておいてください。その諸力は、宇宙の影響、宇宙の流れを自らの内に有しています。ニワトコの花にも精油があるので、それに気づくでしょう。またニワトコの花は硫黄を含んでいるので、特にそれに気がつきます。そこで、この花には、呼吸を活性化しようとする時に特に有効な、鉱物由来のものがあることがわかります。しかしそれは、もう一方の、本来の呼吸機構の方を活性化するものなのです。それに対して、先ほどお話ししたのは、消化器官および消化器官につながるものにおける呼吸についてでした。そして、それらが本来の呼吸器官によって捉えられる前に、呼吸を活性化したのでした。したがって、ニワトコの花を、抽出液として用いると、特に人間有機体のエーテル活動が活性化され、エーテル活動を通るこの回り道をしてはじめて、アストラル体の活動が活性化されます。とりわけ上部後方の諸器官の呼吸が活性化されますが、それは頭部器官というよりも、本来の呼吸に属している諸器官です。もちろんその時にはいたるところで反応が起こり、この場合には排便と発汗が現れます。そうしてここで呼吸器官が活性化されます。本来の通常の呼吸活動が活性化されます。そして正常な呼吸活動が活性化されることによって血液が働くので、人間の内部から血液循環を刺激するようになります。これは次のような事実から読み取ることができます。それは、このような薬でカタルに対処できること、抑制された発汗に対処できること、嗄れ声や咳に使用できること、そして薬の使用の初期には直接現れた作用が、今度は対極的に現れるため、リウマチのような症例でも使用できることです。

大切なのは、薬の作用の仕方から、薬の中に治癒力として含まれている可能性のあるものを読み取ることです。次に、どのような時に、特に頭部機構に作用させることが必要になるのかについて考えてみましょう。頭部機構に依存しているのは何でしょうか。

頭部機構の対極である消化は、頭部機構に依存しています。そしてまさに頭部機構に依存しているのが粗い消化であり、この粗い消化が多くの重症となる病気の原因なのです。ですから次のことがはっきりと分かっていなければなりません。それは、私たちは実際に粗い消化から頭部に働きかけることができるということです。そして私たちが人間の内部に向けて何かを送り込んで、消化に働きかけると、それが頭部に射し込むところまで到達して、実際に頭部から作用を展開するということです。そうすると、植物的なものをまず内部に送り込もうとするのにもかかわらず、それが頭部に入って作用するあらゆるものを私たちはまとめて把握しなければならないということです。種子を用いると、このプロセスをはっきりと観察できます。種子はその性質から、粗い消化への働きかけに適しています。種子が粗い消化に直接働きかけ、反応が引き起こされることによって、種子は頭部に作用します。けれども、消化から頭の中にまで作用を運び込むのは大変難しいのです。そのため、患者がそれに耐え得るならば、種子の場合も煮出し、それも非常に濃縮して煮出すのが良いのです。それは、キャラウェイの種子を煮出し、その作用に注目する時に特に詳しく調べることができます。煮出した汁には、まず精油、つまり自我に対する本質的な作用が含まれています。さらに物質的に強く作用する蝋と樹脂があり、それらは物質的なものの中でも非常に強く作用します。この強力な作用はスパイシーな香りの中に現れています。またガラクトースも、この煎じ汁の中に含まれています。

これら全ての事柄を、この数日間に考察したことと結びつけると、それは自我活動を非常に強めるように作用するものだということが分かります。それはまぎれもなく、消化器官の中に隠れている感覚神経活動への作用です。それは、消化器官の中に隠れている弱い感覚神経活動に対して特に作用します。この感覚神経活動はとても弱く展開したメタモルフォーゼの形で、消化器官の内に広がっています。このように煮出した汁を用いることによって、下部人間に関して、私たちの外的な感覚知覚の意識下のメタモルフォーゼのようなものが実際にもたらされます。私たちはそこでプロセスとして展開するものを、消化器系によって感覚的に知覚するように促されるのです。ですから、この薬剤を浣腸として用いるのはとても良いのです。この薬剤で浣腸すると、感覚神経活動に働きかけるプロセスが呼び起こされます。なぜなら、このプロセスはキャラウェイの種子の繊細な力を外的に供給し、それによって消化器官の中の、ある種の意識下にある知覚が呼び起こされるからです。それによって不活発な組織液がとりわけ刺激されます。つまり感覚神経活動を強めるある種のプロセスが呼び起こされることによって、知覚は人間の内部へと強力に移行します。すると人間は自分の消化器官の中で自らが知覚するようになります。それは、知覚可能であるけれど本質的には内部知覚に存在する内部の活動が始まる時、つまり有機体が発疹のような形で自らを現し始める時に、そのようなこと全てに対して、反対の極のように対抗するものです。有機体がそのような器質的な活動を展開すると、私たち自身が有機体を非常に強く知覚できます。そのように私たちが実際に自分自身を知覚することによって、外的な知覚にメタモルフォーゼ的に似た感覚神経活動として展開するものが、内側から知覚として現れる活動に対して、緩和し、健康にするように作用します。そのため、胃痙攣、疝痛様症状、鼓腸が生じる時には、この薬剤を用いて適切な形で成果をあげることができるでしょう。

観察すると大変興味深いプロセスが、もう一つあります。意識下でどのような活動が繰り広げられているのかを、生き生きとイメージしてみて下さい。この意識にのぼらない活動は、外的な知覚活動にとてもよく似ています。ただし活動する場所は内部にあります。外的な知覚活動と反射活動には、ある特定の関係があります。知覚が意識下に現れると、すぐに防御反射を呼び起こします。知覚活動と防御活動の共同作用を考察し、それを組織液の内的活動に応用してみてください。皆さんは、空気の中で過ごすことによって、この外的な知覚活動を行います。それを図で描くとこうなります（図7－1）。ここ（図7－1、明色）に空気があるとイメージすると、その中に私たちはおり、光に満たされています。外的な知覚（図7－1、赤）は矢印の方向に展開し、内的な反応（図7－1、青）は矢印の方向に展開します。どの感覚器官にも外的な作用と内的な反応の共同作用があります。それは次のように考えるべきです。人が外的で抽象的なイメージを欲しがる時に、求心的な神経活動と遠心的な神経活動が働くという、新しい唯物的な見方がとり決めたイメージを単に与えるべきではありません。というのは、そのような説明は「弾力性のあるボールを押してそれが元の形に戻る時、押す力に対する反発力以外の別の力によって元に戻るのだ」と言うのと同じくらいにおかしいからです。運動神経という言葉を使うのは、「ボールの中には中心があり、ボールを押すとその中心が外に押し返すのだ」と言ってボールの弾力性を説明するのと同じようにおかしいのです。それは本質的には元の形態の復元に他なりません。なぜなら、作用と反作用という全体は、アストラル性と自我の本質に組み込まれているからです。そこに現れているのは作用であり、そのために特別な神経は必要ありません。

さてこのプロセス全体が、組織液中でエーテル活動を経由して生じるとイメージしてください（図7－2、黄）。通常の状況では、組織液中で感覚プロセスはもちろん生じませんが、今私が述べ

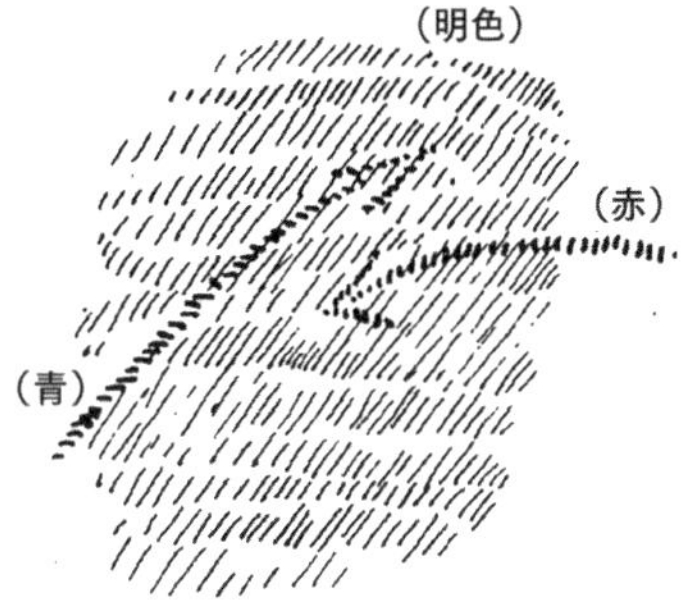

図 7-1

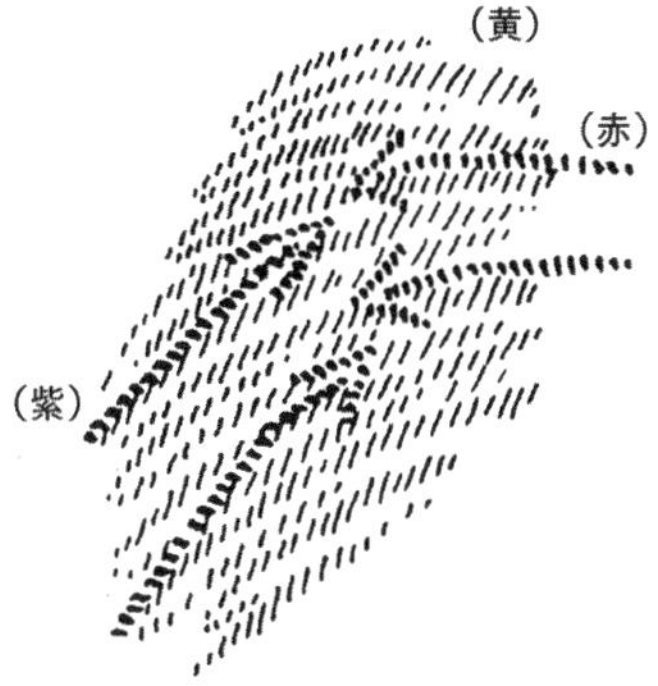

図 7-2

たようなことを通して感覚プロセスが呼び起こされます。すると収縮への傾向、つまり有機体に向かって働く傾向が生じます。ここでは、その傾向を知覚における活動のようなものであると述べたいと思います。そして、これは（図7－2、赤）、組織液中で外へ向かう力（図7－2、紫）に対向して、いわばぶつかっていくプロセスです。外へ向かう力が現れて、反対に作用するのです。外的なつまり感覚プロセス、あるいは感覚プロセスのメタモルフォーゼを組織液中に移すのです。外的な感覚プロセスのメタモルフォーゼをどのように組織液中に移すのかを観察するのは非常に興味深いことです。人間の内部における感覚プロセスのある種のメタモルフォーゼ、つまり組織液中のいわば濃縮された感覚プロセスが、正常な生命の中で生じる場所を探さなければなりません。このプロセスは、女性が母乳を分泌する時に生じます。そこには実際に内部に移され、濃縮された外的な感覚プロセスのメタモルフォーゼがあります。それが女性の母乳分泌です。母乳が分泌されるべき時に十分に分泌されない場合、内部の組織液中に移行し濃縮された感覚プロセスを働かせる必要があるのです。そこで、キャラウェイの種子を煮出して与えると、母乳の分泌を促すプロセスを呼び起こせます。

以上に挙げた例は、人間有機体の作用と活動の全体、そしてそれと外界に存在するものとの関係について、どのように考察できるのかを示したものです。私がここで示したことを一度よく考えてみてください。キャラウェイの種子を煮出したものには、樹脂や蝋といった、その密度が濃いことによってきわめて強い物質的な作用を呼び起こすものがあります。そのため、この樹脂や蝋は内に向かって濃縮されるので、外から私たちに向かってきてその感覚に印象を与えるものと、とても似たものになります。

さらにキャラウェイの種子には、エーテルオイルとガラクトースが含まれています。それは自我の反応性を刺激するものです。キャラウェイの種子には、感覚プロセスの中にあるものの全てが、つまり外からの作用と、自我に至るまでの内からの反応がそろっています。感覚的知覚を通してではなく、この相互作用を内部の組織液の力の体系の中に移すことによって、この感覚プロセスをメタモルフォーゼさせてみて下さい。すると内的な感覚プロセスを呼び起こすものが生じます。そのようなプロセスの一つが、母乳の分泌です。このようなやり方で機構全体を見通すことができるのです。

内部における外的なものの物質作用に注意を向けようとする時には、以上のような考察をしなければなりません。その考察を、鉱物や金属の治療薬でやってみると仮定してみてください。そうすると、皆さんは植物の作用においてすでに学んだことを、簡単に理解することができるでしょう。しかし、さらに次のように言うことができます。「鉱物的なものが植物プロセスの中へ継続して行ったことによって、鉱物的なものに何かが生じたのである。そしてそこで鉱物化と植物化の中で生じたものは、鉱物的な諸力の改造なのである」。つまり治癒プロセスの中には、鉱物的な諸力の改造を基礎としているものがあるのです。新しい療養所をつくるとします。私たちはその周囲を農地で囲み、そして農地に様々な鉱物的な肥料を施し、私たちの知識によってそこに含まれているものがはっきりと分かるような効力のある農地をつくります。そこで色々な種類の植物を栽培し、根や葉や果実などを利用します。そうして私たちは、植物が鉱物を治療薬へと変容させるプロセスそのものを手に入れます。そのような植物を生じさせることによって、治療薬をさらに強めることができるのです。そのような植物をそのまま、今述べた方法で処理することができます。シュトゥットガルトの研究所ではこのようなことも行いたいので、研究所はそのようにに作られる必要があります。しかし、さらに先に進むことができます。つまり植物そのものから治療薬として得たものを、もう一度、ある種の肥料として用いるのです。するとその力はさらに高まります。治療薬の形成と加工を、自然自身と、そして自然の中で作用している諸力に委ねることによって、通常の物質的な粉末化の作用をはるかに効果的に変えるものを私たちは得ることになります。それに加えて当然、次のこともはっきり分かっていなければなりません。例えば、「鉱物と金属の薬剤が効くとすれば、それはどのように作用するのか」といったことです。鉱物薬剤でもある塩類は、むしろ人間の内部に向かう作用を生じさせます。けれども最も末梢の活動は、いわば最も固いとみられる鉱物的金属的な素材の影響を受けるのです。ここで私たちはよく検討しなければなりませんが、私がいつも述べているように、霊学認識の基礎から検討すべきであり、そうでなければ思考はありとあらゆる間違った方向へ散りぢりに分裂してしまうでしょう。霊学的思考は、そのような思考を正しい方向へと導きます。ここに何らかの金属があるとします。私たちには、人間の有機体の内部からその金属を捕えるのは難しいことが分かっています。その場合、自我活動を特に刺激する必要があるのです。なぜなら、自我は素材の内部に入り込み、素材の内部を自我の目的にふさわしく整え、有機体内で自我活動を促すからです。自我はこの活動において、アストラル体を通して自分を強くすることができるので、金属や鉱物を用いる時には、自我活動、あるいは自我に作用を及ぼすアストラル活動、あるいはアストラル体と自我活動の相互作用に刺激を与えるということをいつも理解していなければなりません。このような刺激は、次のような仕方で起こります。ある金属軟膏を作り、それを塗布します。例えば発疹が出た時に、その軟膏を塗布します。それによって、末梢における自我活動を活発にします。この自我活動は反応によって、内部でも同じように活発になります。人間の内部では、まず強められた神経感覚活動がどこかの器官で生じ、そしてそれがアストラル的なものの中に移行することによって呼吸活動が強まります。そこで私たちは発疹に対抗する、内部の諸力の作用を手に入れることができます。発疹に対抗するために、体全体に呼びかけるのです。

このような観点に基づいて、様々な金属素材や鉱物素材を研究することができます。例えば、鉛の中には神経感覚活動にとりわけ強く働きかけるものがありますが、さらにその働きに基づいて、内部の呼吸活動にも働きかけます。そしてそれは、例えば外側の末梢器官で行われる内部の呼吸活動にも作用します。鉛を用いて、すでに説明したような何らかの作用を呼び起こす必要がある時は、鉛を軟膏として、または内服して用いることで、多くの効果を得ることができます。もちろん、鉛を内服させると、刺激を受ける消化器官の活動を通して、上部人間に反応を生じさせることを理解していなければなりません。慎重に調合した鉛軟膏を上部人間に用いると、直接、上部系に働きかけます。そして、上部人間が神経感覚活動を正しく展開しておらず、呼吸も正しく展開していないといった、頭部に何らかの問題がある人たちに対しては、中毒をおこさない程度にこの鉛療法を施すと、大きな成果をあげられるでしょう。この数日間の講義と前回の医学講義から読み取れる全ての事柄において、これから述べることを知っておくことは非常に重要です。

ここに大きな両極性が存在していることは特に重要です。より銀の方に向かう傾向のものは全て、鉛の方に向かう傾向のもの全てに対して、ある意味で、金属として対極的な関係にあります。これに関しては、現在の鉱物体系はもちろんとても不完全です。一般的な鉱物体系は基本的にとても不完全です。自然に即した鉱物体系ならば、金属の類縁関係が考慮されなければなりません。そのような体系では、一方の極には鉛化合物や鉛そのものがあり、もう一方の極には銀があり、真ん中には金があり、そして他の金属が適切に配列されています。銀と鉛が対極的である理由は、銀が四肢代謝系に直接作用し、それも末梢的に、つまり四肢代謝有機体から外に向かっている全てのものに作用します。同様に、鉛は頭部有機体から外に向かっている全てのものに作用します。つまり銀は代謝四肢系の神経感覚活動を刺激するように作用し、そこから全身にくまなく行き渡って、昨日私が中心的な心臓のメタモルフォーゼと呼んだ全てにおいて呼吸を刺激する活動を促進します。

それとは逆に、鉛から発するものは全て、頭部の神経感覚系に作用し、そしてそこから活性化される呼吸活動に作用します。それによって鉛は、もう一方のメタモルフォーゼの中にあるもの全てに、活性化するように作用します。もう一方のメタモルフォーゼとは、頭部形成、肺形成、肝形成のことであり、それらの諸器官は、肺が心臓を包み込むように他の機構を包み込んで、それによって、ある観点において循環人間にとっての人間全体であるものの原型を示しています。肺は心臓を包み込んでいます。肺は呼吸存在で循環存在を包み込み、抱きかかえています。同様に、脳形成や肺形成や肝形成との関連において人間を考察すると、つまり上部後方人間の全体を考察すると、心臓と循環器の脈管の全てを抱きかかえる、より広範囲な呼吸があります。そして、消化機構と生殖機構は、このような仕方で上部後方人間によって包み込まれています。人間の機構は、上部後方人間が下部前方人間を包み込むようにできています。そのことを徹底的に理解して、上部後方人間と下部前方人間が、共同して互いに影響し合う中でそのことを詳しく調べたなら、私たちは人間全体を眼前に捉えて、別のプロセスにおいても、このような方法で人間を適切に理解できるのです。つまり、主として心臓と肺の相互関係において力を発揮するものをきちんと考察し、この共生の中でリズミカルなものについて調べ、また、上部後方にあるけれども下部前方人間の中にその対極があるものにおける神経感覚活動を調べ、さらに代謝四肢プロセスを前方下部人間において考察し、次にそれが別の形に発達したものを上部後方人間においても調べたならそれができるのです。

明日はここから始めて、私たちの特有の治療薬について具体的に論じたいと思います。もちろん、提出された質問のいくつかを考慮に入れるつもりです。

第八講（一九二一年四月十八日）

今日は、私たちの治療薬についてお話しした内容に、さらに様々な多岐にわたる事柄を付け加えてみたいと思います。はじめに、昨日植物界に関して試みたのと同様の方法で、鉱物的なものに関しても、それが人間に作用するプロセスに存在するものを解明できるということから始めたいと思います。ここで身に着けなければならない見方はより複雑になります。その理由は、植物と人間の場合はいわば互いに上下逆向きに立っていて、それぞれが完結した存在ですが、鉱物的なものの場合は、一方がもう一方により直接的に移行するので、それらを区別することが難しくなるからです。そこで、治療薬を作る場合は、何らかの物質を用いることだけでなく、その中で物質が生きているプロセスを、ある別のプロセスの中で捉えることが重要であり、特に私たちの治療薬の場合は、とりわけその点に注目しなければなりません。そのため、何らかの治療薬の作用が分かったときに、一方ではその作用が呼び起こされるのに対して、他方ではそれを阻止することがしばしば重要になるのです。例えば、蜂蜜によって特定の加工をした鉛を使った治療薬の場合は、一方における鉛作用がもう一方における蜂蜜の作用によってある特定の仕方で抑制されるということが分かるようになります。この治療薬については、特別に記載されているのを見つけることができます。そのように、鉛作用によって、自我に由来する、人間における形成プロセスの全てに対して非常に強く働きかけることができます。

人間の頭部形成の中に、あるいはもっと良い言い方をすれば、人間の頭部形成に由来して、物質的な効力が存在しています。さらにエーテルの模像、アストラルの模像、自我の模像があります。「自我は基本的に運動系において自らの模像を作る」ということはすでに述べました。鉛作用は、この自我の模像に対して、またアストラルの模像と結びついた自我の模像に対して特に作用します。鉛作用においては、隠れた自然の威力が本質的に関係していて、鉛作用について知ることは秘教的な観察にとって非常に深い意味があります。鉛が及ぼす諸々の作用は、物質的な生活に降りて来る前の人間存在にとって非常に重要です。そこでは鉛の作用が特別に問題になるのです。鉛にはよく知られている作用だけでなく、それとは対極的な作用もあります。よく知られている鉛作用が、地球から宇宙に向かって放射するのに対して、この対極的な作用は宇宙から射し込んで来ます。この作用を図に描くとこうなります（図8-1）。ここに地表があり、よく知られている鉛作用は地球から外へ向かいます（図8-1、上への矢印）。そしてこの対極的な作用は、あらゆる方向から流れ込み、放射の中心点を持たないので、中心から発する力ではありません。周縁から入ってきて作用する力です（図8-1、赤）。この周縁の力は、特に人間の霊的魂的なものの形成と関係があり、人間が地球領域に降りて来る時には、本来この周縁の力の領域は基本的に放棄されなければなりません。そのため地球領域では、この周辺領域に対する対極的な諸力として鉛が呼び起こされ、それは有毒な力を持っているのです。これは人がどれほど注意を払っても十分とは言えない普遍的な秘密なのですが、人間の魂的

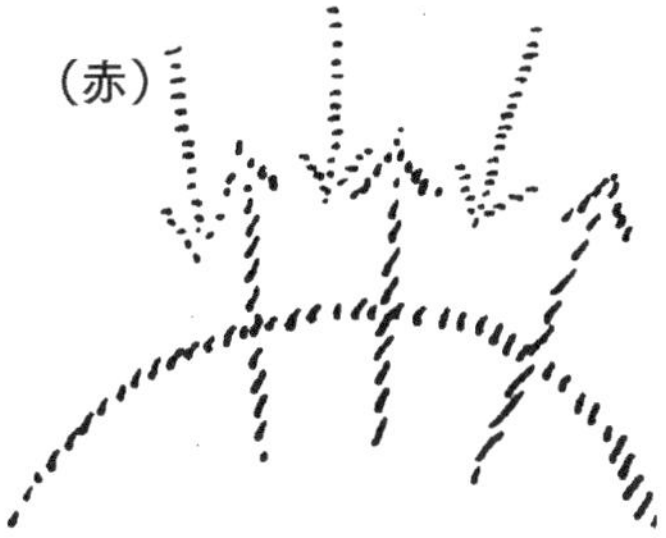

図8-1

霊的なものと空間的に関係のあるもの、つまり空間との関連で語れるものの全ては、人間の有機体内では毒なのです。そのため、毒の概念の意味は、実際にはそこから得られなければなりません。したがって、それは人間本来の性質の中にある自我の模像力が有している、鼓舞や刺激や挑発とさえ言える強力な働きと関係があります。人間は一個の自我であるので、鉛中毒に現れる症状の全てには、その人間の形を徹底的に破壊し、脱人間化〔entmenschen〕する傾向があります。したがって、出現し得る全ての症状、つまり失声、失神、意識障害など、結果的に人が肉体的に徐々に無に帰していくような全ての症状（もちろん人は無になる前に死にます）は、人間が生まれつき持っている形成力〔Bildungskräfte〕が徹底的に破壊されるということを示しています。上部人間によって人間の形成〔Bildung〕が破壊されます。そしてこの上部人間は下部人間に対極的に対峙しています。大量の場合に上部人間において破壊的に作用するものは、少量、つまり希釈すれば、下部人間から構築的に作用します。

ここで私の考えを述べたいのですが、ホメオパシーとアロパシーの終わりのない論争は、霊学が提示する人間の構造を理解できてはじめて解決するでしょう。なぜなら、一方では豊富な経験に従ったホメオパシーの原則は疑うことができない、あるいは少なくとも疑うべきではないと考えられます。それは、常に先入観からあらゆるものを治療の根拠に持ち込むアロパシー医よりも、ホメオパスははるかに現象主義者だからです。その一方で、人間の有機体の見方に様々な考えや先入観を持ち込もうとする側に立って、純粋に経験に従うことをしなくなった人たちにおいては、「大量に用いると病気にさせる作用を持つものは、少量では健康にするように作用する」という表現は簡単には理解されません。なぜなら、この表現では事実は完全には言い尽くされていないからです。「下部人間において大量に用いると病気になってしまう作用は、それを少量で上部人間から作用させると、健康にするように逆向きに作用する」という言い方であれば、事実全体が言い表されています。つまり、ホメオパシー原理をこのように言い換える時にだけ、この論争を解決できるのです。

さて話を本題に戻して、鉛と蜂蜜を加工して何らかの効果を得ようとする治療薬について考えると、高度に希釈した鉛は、人間形態を破壊する力に対して、下から対抗することがわかるでしょう。それは鉛作用の中にある働きです。人はここで、人間の持つ自我の造形力を作り出そうとします。そうすると、自我活動を物質有機体の中に移し、それによって、一方ではその人間を肉体的に健康にしますが、他方では下から上に作用すべきもの、器質的に作用すべきもの、それら全てのものの中で、魂を弱くします。魂を弱くするこの作用が進むと、次のことが起こり得ます。ある種の病気のプロセスでは、形成プロセスが不十分なために、鉛作用を用いるように求められます。その場合、人はある意味で人間を人間形成にまで引き戻します。しかしその一方で、人間の形成プロセスを再び展開させる時には、自我とアストラル体に由来する力、特に自我に由来する力を弱らせやすくする可能性があります。次のように言えるでしょう。「人がこの世に生まれることによって獲得したもの、あるいは十分に獲得できなかったものを、私たちは治療する。しかし、その人が生きている間に自分で器質的に作り上げるべきものに関しては、その人を弱める」。蜂蜜作用として付け加えたものは、その器質的に作り上げるものに対抗して作用します。つまり、自我から放射される諸力を強めるのです。そのような治療薬を製造する際には、実際に人間に起こっていることを本質的に洞察することがとても大切なのです。

さて、人間における鉱物の作用を理解しようとするなら、地球における鉱物の一般的な作用に目を向けなくてはなりません。そこでまず必要なのは、地球進化における塩類の意味を知ることです。塩類は地球進化において、地球を完成させるものです。地球を完成させるものは塩《えん》作用の中にあります。地球が塩類を生み出すことによって、地球は自らをつくりあげます。塩類から酸類に目を転ずると、特に、例えば地球領域の中で液体領域にある酸的なものに目を向けると、地球領域に存在するけれども正反対の対極的なものがあることが分かります。それはすなわち、人間の内部の消化プロセスで生じるもの、つまり胃の向こう側の消化プロセスで生じるものに相当するものです。

このプロセス全体が酸類と塩類の関係を表しているので、その経過を地球生成の中で考察すると、つまり、私たちが今日外面的に化学的に観察する、塩基から酸類を経由して塩類に至るプロセスがどのように展開するのかをよく考えてみれば、その結果、「塩基、酸類、塩類へと進むこのプロセスを理解すれば、地球形成プロセスもこのプロセスと一致する」と言えます。基本的に、このプロセスは陰性の電気プロセスです。より正確に言えば、このプロセスを外的かつ空間的に表すなら、つまり、このプロセスが物質に転じたもの、霊的なものから物質的なものに転じたプロセスを図式的に表現

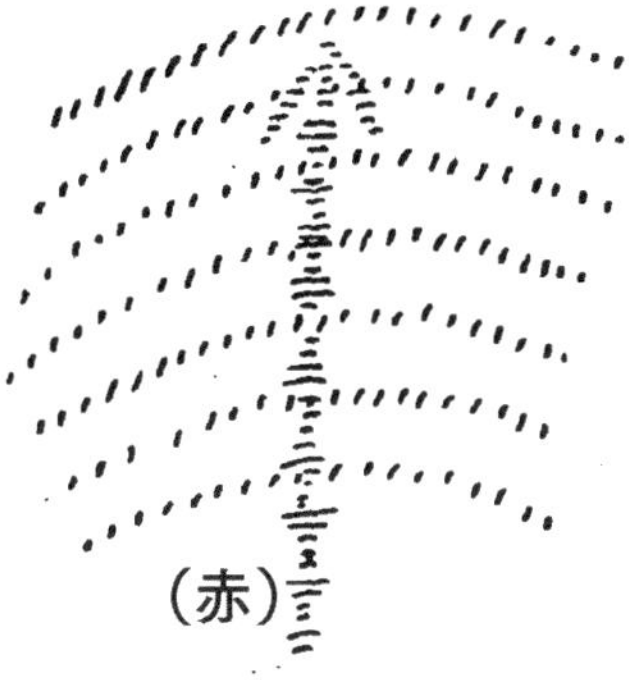

図 8-2

すれば、「塩基から始まり、酸類を経由し、塩類まで一つの作用が生じる。この作用は基本的にその方向性によってのみ示される（図8－2、赤の矢印）。

しかしそれは、図で描くと実際には沈殿プロセスであると言わなければなりません。そして今度は、塩類、酸類、塩基へと逆向きのプロセスを表現するには、この沈殿する線を徐々に消していかなければなりません。これらの線が互いに圧縮するようになり、そこに逆方向の放射が生じます。それは外に向かって放射します（図8－3、矢印）。ここでは陽性の電気プロセスが関係します。ここに描かれた正しい図をよく見れば、この図が自然自らによって描かれたということに疑念を抱くことはないでしょう。陽極と陰極をよく見れば、この絵が自然そのものから描かれたことがわかります。

さて、私たちが本来の金属プロセス、本来の金属そのものに到達すると、金属の中に、それによって地球が最も脱生成〔ent-werden〕されるものを見るでしょう。ドイツ語のエントヴェルデンという言葉は、もうずいぶん前から使われなくなっていますが、現実に即したひとつの表現です。そして金属には、地球領域においてしだいに保持され固まる傾向はなく、粉々に散って行く傾向があります。つまりそれは、地球の脱生成を意味しています。したがって金属は、外からの観察では分からない、外へ放射する作用をも展開するのです。金属には至る所に放射する作用があります。治療薬を提供してくれる自然を解釈するために金属について学ぶ時には、このことを観察するのは特に重要です。

さて、この観点から一つひとつの金属を考察するのは大変興味深いことです。そしてこの考察の結果、この表[10]に記載されているような私たちの鉱物的な治療薬に適用可能な観点が生まれます。それを完成させるためには、観察したことを正しく解釈し、それによって明らかになることの全てが統合されなければなりません。観察の包括的な解釈に基づいたものだけがまず完成されたので、それらは間違いのないものでしょう。さてここで、私たちはその解釈の手助けをすることもできます。すなわち、私にはこの表をもう一度作ることはまったく重要ではなく、この表に補足されるべきことは、いつか文書で記述できるのであり、そうしなければなりません。私にとっては、この表をもう一度作ることよりも、皆さんの考えをこの表を完成させるような方向へ導くことのほ

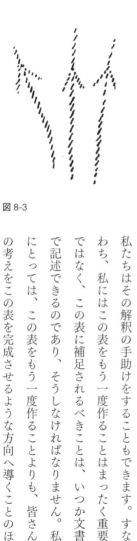

図 8-3

うが重要なのです。

この観点から金属（より適切に言えば金属性）を考察すると、私が放射として説明したものが、ここでもまた非常に多種多様な形で存在しています。それは、地上的なものを宇宙空間の中へ崩壊させていくものが、放射という形で流れ出ることによって存在します。それは特に鉛の作用の中にあります。人間を宇宙空間の中へ粉々に放出しようとする力が、鉛作用によって有機体としての人間に植えつけられます。宇宙の中へ粉々に放出しようとする意志が、鉛作用によって人間のうちに内在しているので、この鉛作用は放射する作用とみなすのが最も適切です。このような放射作用は他の金属、例えばマグネシウムでも別の仕方で出現します。そのことは、はっきりと分かります。そしてマグネシウムが歯に対して行うことは、そのことに基づいています。ここで、マグネシウムは人間の有機体によって金属作用にまでもたらされなければなりません。それもまた、そこで起こっていることなのです。しかし今度は、放射もまたメタモルフォーゼする可能性があることが重要になります。放射がメタモルフォーゼすると、まずそれは次のように言えるものに変わります。「放射はただの方向にすぎない。しかし、そこで生じているものは、その方向の周囲で揺れ動く振動なのだ」。

このような諸作用は、健康な人間においても病気の人間においても観察できるものでなければなりません。健康な人間では、この放射する諸作用は感覚器官の放射の中に、まるで誕生する前の、存在する前の残滓のように存在しています。それらは常に存在しているのです。感覚器官の中で放射するものは基本的に鉛の後作用であり、鉛はもうそこにはないのです。そしてこの放射は、基本的に全有機体を通して全ての感覚活動において行われています。神経活動、つまり神経における機能的なものは、基本的にこの方向に向かう感覚活動が弱められたもの、つまり弱められた放射に基づいています。

このことから、なぜ私が自著『魂の謎』の中で、神経感覚活動について説明するのは難しいと述べたのか、理解して頂けるでしょう。それは、今ここで説明したことを前置きとして全て語らなければならないからです。

しかし次に、放射がいわば一定の方向にだけ固定されて、そこに振り子のように揺れ動くものがある場合には全ての呼吸や、あらゆるリズミカルな活動の根底にある、人間有機体の機能的なものが関係しています。リズミカルな活動は、運動がこのような振り子状態になることに基づいています。つまり、放射する運動に比べて、より自らの内に濃縮する、このような運動に基づい

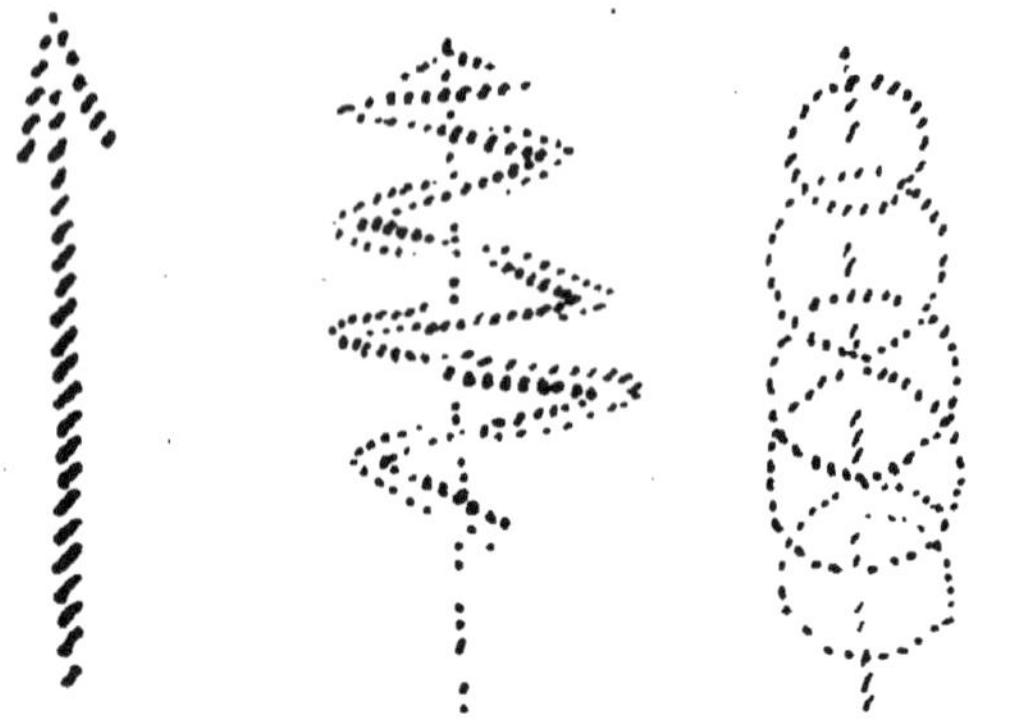

図 8-4

ているのです。このような運動をするものは、金属あるいは金属性のグループの中では例えば錫《すず》があります。リズム系に関連する全てのものに対する、かなり高ポテンシーの錫の有益な作用はこれに基づいています。けれどもこの放射して揺れ動く運動はさらに変化します。三度目の変化は特別に重要です。ここでは方向性と振り子運動はいわば潜在的に保持されるだけです。それに対して、第三の変化は絶え間ない球形成と球形成の解消という形でなされ、この球は放射の方向に沿って生じ、そして消滅していきます。

人間の代謝の中で作用するものは、本来この第三の力に基づいています。これらの力を特に発揮するのは、金属の中では鉄です。ですから鉄は、放射作用の第三のメタモルフォーゼとして、血液中で代謝作用に対抗するのです。第一のメタモルフォーゼでは、その作用は特に有機的に自我に関わる全てのものに及びます。第二のメタモルフォーゼでは、アストラル体に関わる全てのものに有機的に作用します。そして第三のメタモルフォーゼでは、エーテル体に関わる全てのものに有機的に作用します（図８－４）。

さらに話を先に進めましょう。この連続する球放射として生じるものは、上部人間から下部人間に作用するので、絶えずそれが受け取られなければなりません。しかしそれは、エーテル的なものの所までしか達しません。エーテル的なものの所までしか行かないのです。そこで今度は対極的に作用する力を通して、物質的なものによっても受け取られなければなりません。というのは、そのような球形成には、球を包み込むものが、外から近づいて来なければならないからです。球は捕えられ、包み込まれなければなりません（図８－５）。

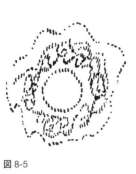

図 8-5

さてここで、この包み込むものと球を形成するものが、大体バランスを保っていると考えられます。正常な人間の場合、上部人間から下に向かって作用する全てのものに対して、下部人間から上部人間に向かう作用によってバランスが保たれるので、当然そのようになっています。そしてこの均衡は、特に心臓で血液がせき止められることによって行われます。そしてこのバランスが障害された時に均衡を取る金属は、金です。金は、この包み込むものとそこの中部領域にあるものにバランスをもたらします。それゆえ、循環障害と呼吸障害があるケースで、後で続発症状を起こすような合併障害がない時には、金を用いることが重要になります。他の器官に原因がない場合には、金を用います。しかし、原因が下部人間と上部人間の境界以外の他の部位に由来していると気づいた場合には、「そのような包み込む物質プロセスにおいて、その人間からそこで生じているよりエーテル的霊的プロセスに対抗して十分に働きかけがない」と言えるのです。そこにある活動が消化領域の中で、腸壁の向こう側の内部にある活動、それも腸壁の向こう側であることが明確なものである場合には、促進すべきこの包み込むプロセスは銅の中にあります。このことは、私たちの治療薬のひとつである銅の使用方法へとつながります。この薬は栄養不良に用いられます。それも栄養不良の結果として同時に起こっている循環障害が特に目立って現れている場合に用いられます。つまり、栄養不良の結果ではない循環障害には金を用い、栄養不良の結果とみなすべき循環障害には銅を用いるのです。

そのように、もちろんその他の放射プロセスにも対抗プロセスが存在するはずであり、エーテル的霊的なプロセスに対しては物質的な対抗プロセスがあります。内的なプロセスとみなさなければならないプロセスは、そのように振り子運動ないしは振動をもたらしますが、このプロセスが異常になり、強くなりすぎると、そのプロセスは摂取されたものを腸を経由して処理する消化の中に、つまり外へ向かって行きながら、こちら側に存在するあらゆるものの中に観察できます。例えば性に関することにおいて起こるものも、人間から発してこのように進行する放射なのです（図8－4）。それはヘルメスの杖に似た形に進行すると言えます。だからヘルメスの杖なのです。この事は、古代のいわゆるシンボルを作る時に一役買いました。そこで働いているものが手に負えなくなってしまわないように、それに対抗して物質的な形成力が保持されなければなりません。この物質的な形成力がそれを制御して、手に負えなくなってしまわないようにしますが、その物質的な形成力は基本的に水銀の中にあります。したがって、ここでは私が以前の講義で述べたことと、今私たちがさらに内面へと向かいながら学んでいくことを結びつけるもので、とても大切な領域が示されています。この両者を互いに結びつければ、きっと皆さんはプロセス全体が理解できるでしょう。振り子のような放射運動とそれに対する反作用を通して生じるものは、アストラル的なものの中に入って作用するものです。それはアストラル的なものの中にしっかりと入って行きます（図8－4）。

しかしここで、最も多様な在り方で人間の有機体内に存在する、本来の放射プロセスと関連があるものについても考えることができます。この放射プロセスは、一方では皮膚を通って外側に放射しながら作用し、この方向性を自らの中に持っているもの全てに存在します。他方でこのプロセスは、人間において排尿に関わるもの、排泄するもの全てにも存在します。ちょうど胎児の原腸形成期に外部が内部へ向きを変えるように、この放射の場合には皮膚を通って外に向かって働くものと、その向きを変えて排尿プロセスや排泄プロセスの中でいわば反対の方向となって働くものがあります。通常対極的なものと言えば、互いに反対の方向に現れるものを考えますが、ここではある意味では反対向きであるけれど、それにもかかわらず同質でもあるものについて考えなければなりません。決して世界を図式的に理解してはならないのです。理論から始めると、すぐに誤謬が生じます。理論から始めると誤謬に陥らざるを得ないのです。誰かが世界には対極性が働いている、と言うとします。すると彼は図式を書き、対極性の定式を作り、それから対極性はこのように作用すると言います。彼はある一連の事実を理解することはできるでしょう。

しかし別の諸現象については、自分の図式では対応できなくなります。そこでは違う図式になるのです。科学において実際に理論形成をしているのは、このようなひどい専制的なやり方であることをぜひ理解してください。つまり人は、理論を形成する意志を持たなければならないのです。なぜなら、理論を形成できなければ、そもそも現象界を理解できないからです。けれども、常に適切なところでその理論から離れ、その理論がもはや有効ではないところに踏み込む意志を持たなければなりません。これは自然科学においても注意を払うべきです。外的な意味で進化論を追求しようとすると、外的な進化論を遵守しなければならず、それに適当に手を加えることしかできません。内側から人間を理解しようとするなら、アントロポゾフィーが提供するものを尊重すべきです。アントロポゾフィーの理論であれ、人類学の理論であれ、適切な地点でそこから離れて他の領域に入っていく以外のやり方ではそれを適用することはできません。そのように、ここでアントロポゾフィーと呼んでいるものにおいて、人はもちろん霊的魂的領域へ入っていくのですが、再びそこから感覚的外的な現象に戻ってきます。私の初期の著作の中で、私が自明の道としてこの道を選んだように、そして今はそこに他の観点も含めようとするように、皆さんはその道を観察することができます。愚者はその中にただ矛盾のみを見出し、そこから馬鹿げた攻撃を仕掛けます。何の意見も持たない人たちが購読しているドイツの雑誌は、もちろんアントロポゾフィーについて真剣な議論をする代わりに、馬鹿げたけんかを売るのです。皆さんがご存知かどうか分かりませんが、ディーデリックス氏が発行している雑誌『ディ・タート』(一一)の中で、ハウアーという人物(一二)が本当に馬鹿げた非難をしました。さて、ここで大切なのは、私がたった今行ったように、そこで放射として描写できるものに注目することです。そしてそれに対して再び反作用を起さねばなりません。例えば、銀の中で反対方向に放射して作用するもの全てを呼び起こすことによって、それに対する反作用を起こします。その際、皮膚を通って現れる放射に対して銀を当てようとする時には軟膏にして用いるべきであり、それとは別の、排泄に沿った方向の活動が問題になる時は銀を注射しなければならないということが明確に分かっていなければなりません。すると皆さんは、このような状況を治療する特別な方法には方向性に関する法則があることを見出すでしょう。なぜなら、このような状況における治療の仕方には、基本的に、治療薬の特性と同じくらいの意味があるからです。

さて治療薬に関するこのような考察に若干の補足をして、質問された事柄に付言したいと思います。今回もし私が完全に説明しきれなかったとすれば、それは時間が足りなかったからだとご理解下さい。しかし、今から述べる質疑応答の仕方に注目して下さるなら、ここ数日間の講義の中で、すでにこの質疑応答につながるような配慮がなされていたことがわかるでしょう。そこで、ある方から寄せられたとても特徴的で、現実的な事柄に基づいた質問を取り上げます。「生理中の女性は周囲にある花をしおれさせる力を放射し、近くにある花を枯れさせる。特にその女性たちが花をつかむと花は枯れてしまう」という、この民間に広く流布している見方はどう考えればよいのか、という質問です。その見方は、実際にはとても現実的なことに基づいているのですが、それは詳しく観察されないので、しばしば見過ごされてしまいます。ここでは、私たちはこの講義で発展させたような人間の見方を身につけさえすれば良いのです。そうすればこの現象の内的な原因がわかるでしょう。まず次のように考えてみてください。花の中で作用し花を咲かせるものは、大地から、下から上を目指して上昇します。人間の中でこの花の力に従うものは、上から下を目指して下降します。これはまったく宇宙論的で有機的な両極性です。つまり、植物

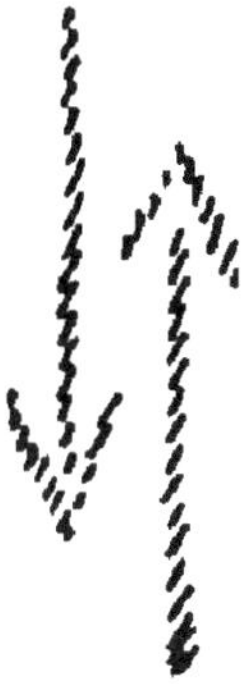

図 8-6

が開花へと正常な上昇志向をするのに対して、人間は上から下を志向するということを具体的に思い浮かべるだけでよいのです（図８‐６）。そこにはバランスがなければなりません。正常な人間にはそのバランスがあります。ここで、上から下へと向かう諸力が強まり、生理が始まることによってそれがわかるケースを考えてみてください。そうすると、人間の中で植物の開花の力に対抗する諸力が強まります。つまり、皆さんがその事実の関連性を理解すれば、そこに存在するこの注目すべき事実関係を捉えることになります。そして、そのようなやり方で洞察されるこの事実関係が、まさに古えの本能的な直観によって民間伝承の中に保たれて現れたのです。

次の質問です。痙攣によって生じる喘息の場合、その一連の症状においては、上方では血液が充満し、下方では血液が空になっているのですが、そのような喘息では、どのように対処すれば良いのか、という質問です。このような喘息の場合には、何が問題になっているのでしょうか。このような喘息においては、感覚神経プロセスが呼吸プロセスの中へ滑り落ちているということが問題です。それは呼吸プロセスの中に過剰作用が存在することにほかなりません。その過剰作用とは、感覚プロセスが滑り落ちていることです。そこで、それに対して対極的な作用を働かせる必要があります。反対の方から働きかけなければならないのです。つまり、自然を通してすでに外部から内部に入ってきたものに対して、反対の方向性を持つ諸力を用いて対抗しなければなりません。そしてその諸力は、皮膚を通して酸プロセスを導き入れることによって得られます。つまり、炭酸浴あるいは他の酸性浴を用いるのです。この方向性を持った喘息患者には、これは特別に良い効果があるでしょう。この関連の中でさらに多くのものが用いられるでしょう。私が述べたもう一方のことを考慮すれば、それが見つかります。

次の質問です。それは質問の中でも言及されていますが、私たちの診療所で大きな驚きと喜びを呼び起こした、膿漏眼に母乳を注入する処置については、どのように説明できるのかという質問です。多くの症例でそれが母乳分泌と関連していることは、私がこの数日間に母乳分泌について説明したことから読み取れます。母乳分泌にも、感覚プロセスが存在しているけれども、その感覚プロセスは下へと深く滑り落ちたものであると、私が説明したことを思い出して下さい。そこに出現した異常性に関するものについてはすでに全て説明しましたが、分泌された産物の中には当然正常化の力が残っています。その産物はまだ基本的に、有機体内で生じたものが継続するプロセスです。そしてそれを注入すると、かなり類似した事象に基づくプロセスに対して反作用を働かせることができるのです。つまりそれは、経験的な偶然が、本当にとても巧妙に働いたということです。なぜなら、大事な事柄は経験的な偶然によって、つまり試すことによってのみ生み出されるからです。プロセスのメタモルフォーゼに目を向けることが、総じて非常に重要なのです。プロセスがどのようにメタモルフォーゼするかに目を向けなければ、もっとも簡単なことですら正しく判断できないでしょう。

次は、感冒は本来何に起因するのかという質問です。かなり広い意味で感冒の概念に含まれる全ての事柄についてです。ここでも感覚活動が、先ほど説明したものとは別の仕方で呼吸活動の中へ落とし込まれています。その後生じる分泌は、それに対する反応にすぎません。その時有機体内で起こっているもの、つまり有機体の内部で神経感覚活動と代謝活動の相互作用によって絶え間なく起こっているものが、より表面に近い場所に位置しています。それは内部で絶え間なく起こっているものです。湿布のようなとても簡単なものでこれらの症状に対処するのは、やはり驚くことではありません。その時人は、通常そこにはないある種の感覚神経活動を、外からそこに押し込むのです。湿布などをするのは、通常そこには存在していない半分意識的な神経感覚活動を、有機体の中に押し込むということです。

次は、筋肉の力と骨の力はどのように関係しているのかという質問です。ホメオパシーについての質問に関して述べたことが、基本的に、この問いの答えにつながると思います。しかし、その他にもさらに様々な質問がなされたので、少し取り上げなければなりません。筋肉の力と骨の力の関係は、次のように説明できます。筋肉の力の中では、骨の力の中で静止に至って失われてしまった働きが、完全に活動しています。なぜなら、遺伝的にではなく観念的に言うと、骨は変化した筋肉だからです。遺伝的にではなく観念的な意味で、骨は確かに変化した筋肉なのです。したがって、骨と筋肉の遺伝的な関係を調べるのは、まったく無意味なのです。まして軟骨と骨の遺伝的な関係を調べることも、無意味です。そのため、そこに遺伝的な関係を探ろうとする時には困難が生じるのを、多くの人が指摘したのは当然のことです。例えばブンゲ氏[一三]は、軟骨と骨の遺伝的関係を観察しようとすると困難が生じることを指摘しましたが、この関連性や困難さがどこから生じるのか、ということについてはもちろん指摘しませんでした。それはメタモルフォーゼの存在から来ています。筋肉形成全体がまだ器官として明確

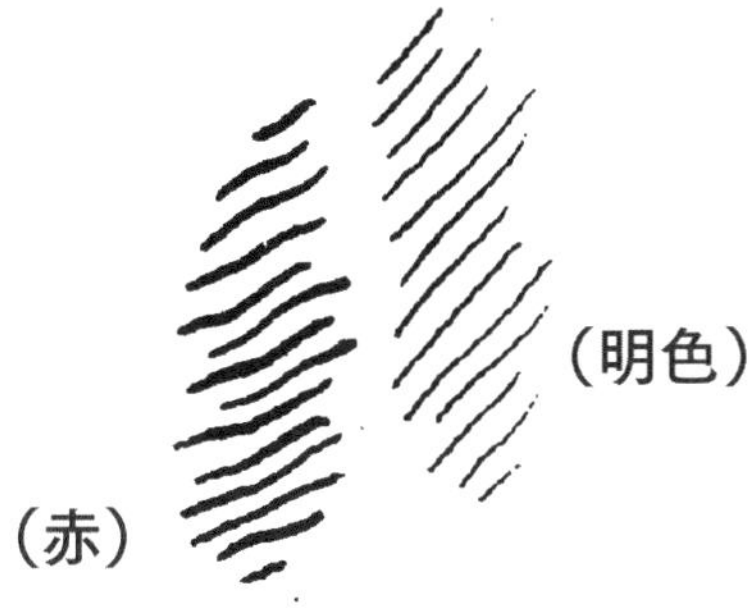

図 8-7

になっていない時期（図8－7、赤）について考えてみてください。この時期には筋肉形成はとても弱い状態で、軟骨形成も同様です。筋肉形成と骨形成とはまだ分化していません（図8－7、明色）。分化途中のまだ未分化なこの状態において、それと同時にこれらのプロセスが両極性によって捉えられると、メタモルフォーゼを確認するのは極めて難しくなります。外的で遺伝的なメタモルフォーゼを確認できるのは、分化する際にあるものが他のものへ移行する時に、まだ両極性が作用しておらず、方向性が維持されている時だけです。けれども分化の途中に両極性が介入すると、最初のものにはまったく似ていない、まったく別の形成物がそこから生じます。

残りの時間でこの他のいくつかの質問に答えましょう。一つは、とても混乱しやすく類推を避けなければならない領域に入って行く質問なので注意して下さい。それは、どのようにすれば甘味、苦味、酸味、塩辛さによって、味覚のスペクトラムを構築できるのか、さらに嗅覚のスペクトラムも構築できるのかどうか、という質問です。この事柄に関しては、実は味覚と嗅覚においては、そこで類似性を見つけるのに有用なほど客観化されたものは多くはないのです。このような事柄は、実用の上ではあまり重要ではありません。というのは、目と耳の領域から味覚と嗅覚の領域に入ると、ただちにまったく別の領域に迷い込んでしまうからです。それは、目による知覚では、エーテル的なものから現れるものが関係していますが、嗅覚プロセスと味覚プロセスの場合には、物質プロセス、つまり物質作用と代謝作用によって強く求められるものが関係しているからです。そのため、私たちはこれらの感覚活動に移行することによって、代謝の中に現れる、よりしっかりしたものを拠り所にすることができます。

さて、さらにもう一つの質問に短く答えたいと思います。この質問に沿ってなされた他の質問については、この後の時間の中で議論する方が良いと思います。この質問には、ある種の根本的な問題があります。それは臭素、モルヒネ、ヨード、キニーネ、砒素及びその他の薬剤を摂取することなく、自ら作り出すことはできるのかという問いです。この問いは、人間の機構全体の非常に深い基礎となるものへとつながるものです。人間は物質を産み出すことはできませんが、プロセスを産み出すことはできます。例えば、私たちには鉛物質を自分の中で産出する能力はありませんが、鉛プロセスを自分の中でエーテル的なものから産み出し、そしてその鉛プロセスを物質体の中へ放射することはできると言えるでしょう。そうすると、次のように問うことができます。このプロセスをエーテル体にまで作用させて、金属放射プロセスに相当するこの自己金属化プロセス、自己放射プロセスを呼び起こすようにするのだと言えるところまで、ホメオパシー化することはできないだろうか、という問いです。これはある意味で確かに起こり得ることです。ただし、私たちが金属性から生じる放射プロセスに実際に近づくことが大切です。皆さんがアロパシー的な考えに留まっていると、当然これらの事象には近づけません。けれども例えば、次のことをよく考えてみて下さい。「歯牙形成プロセスにはマグネシウム放射力がある」。この力は人間有機体全体において意味のある力です。なぜなら歯牙は人間全体から押し出されるからです。なんらかのマグネシウム塩を、例えば硫酸マグネシウムを、アロパシー的なことは一切考えずに、かなり高度に希釈して用いるとしましょう。ここでは極めて高度に希釈することが必要になります。すると次の二つのことが生じます。一つは、マグネシウム作用です。しかしそれは、基本的に歯が生えている箇所で終わります。正常な人間においては、マグネシウムの力はこの領域を突破することはできません。そのため、マグネシウムの力がその先に作用し、人間全体を貫いて放射するように、マグネシウムの力に対して、言わば強める衝動を与えなければなりません。硫酸塩を特別に用いるとそれが可能になります。というのは、硫酸塩はマグネシウム放射を内部に、頭部の力の中にまで運ぶからです。そして頭部からマグネシウム放射を再び返します。そこでは、エーテル的なものから発して、エーテル的なものの中までホメオパシー化されたままのこのプロセスが実際に呼び起こされます。そこには物質がまったくなく、力だけがあり、それはまったく別の物質に由来しています。そこでも硫酸マグネシウムがすでに経験的に用いられたのを皆さんはご存知だと思いますが、このような関係性を考慮する時にのみ、それを合理的に用いることができるのです。なぜなら、皆さんはそのことを考慮すればすぐに、例えば硫酸に全てを頼ることはできず、半分だけだということに気づくからです。もう半分はマグネシウムに頼らなければなりません。したがって、他の硫酸塩も使えると考えるのは正しくありません。それは、外的な感覚界とそれに結びついた理解の方法の助けを借りてしか考察を始められない人が考えることです。

さて、さらに短く指摘しておきたいことがあります。ここで説明された全ての事柄は、次のように考えてみて下さい。「観察すべき作用の背後に至るためには一度、個々の事象を取り出さなければならない。しかしその後で全てのものをもう一度まとめて概観しなければならない」。特に今回の連続講義では、事象を概観するようにと、皆さんにある意味で無理な要求をしました。ここで、この概観がどのように生じ得るのかを皆さんに示したいと思います。例えば、私はバセドウ病について質問されました。一回目のオイリュトミー療法講義の時間に、甲状腺は最後まで至らなかった脳である、と説明したことについて考えてください。甲状腺は最後まで至らなかった脳であるととらえるならば、そしてバセドウ病において異常に作用している力が甲状腺に向かう傾向を示していて、その傾向の中で、バセドウ病の一連の症状に現れるあらゆるものが呼び起こされることに注意を向けるならば、この病気において、その人の強すぎる頭部生成に対抗して作用するものによって、反対の作用を起こすべきだということが分かります。それによって私たちは、次の時間に話される主題へと導かれます。このような事象に対しては、意味のある動き、特に子音のオイリュトミーの意味のある動きが、本当に良い方向に反作用をもたらすことができます。発症したばかりのバセドウ病の場合、私たちがちょうどオイリュトミーの講義で議論したことを徹底して用いるなら、良い効果が得られるでしょう。

これらの事柄についてここで完結するのではなく、できれば次の機会に続きをお話ししたいと思います。しかし、これから行う次の講義を除いては、今回の連続講義はこれで終了します。

小休止の後に、今度はオイリュトミーについてお話しします。

第九講（一九二一年四月十八日）

今日オイリュトミーについて述べることは、皆さんの生理学などの知識によって、常に詳細に理解されなければならないものです。それがどのようになされるべきかは、自ずから明らかになるでしょう。しかしオイリュトミーをする時に生じるような霊的体的プロセスを調べる時にこそ、より深い霊的物質的な関連を指摘せざるを得ません。そこで次のことに注目して下さい。

まず、人間外の世界のプロセスに目を向けなければなりません。通常、人は人間外の世界のプロセスの細部だけに注目し、実際にそこで内的に活動しているものには注目しません。しかし、地球形成とは本当は何であるのかをよく考えてみれば良いのです。すなわち、惑星領域から、

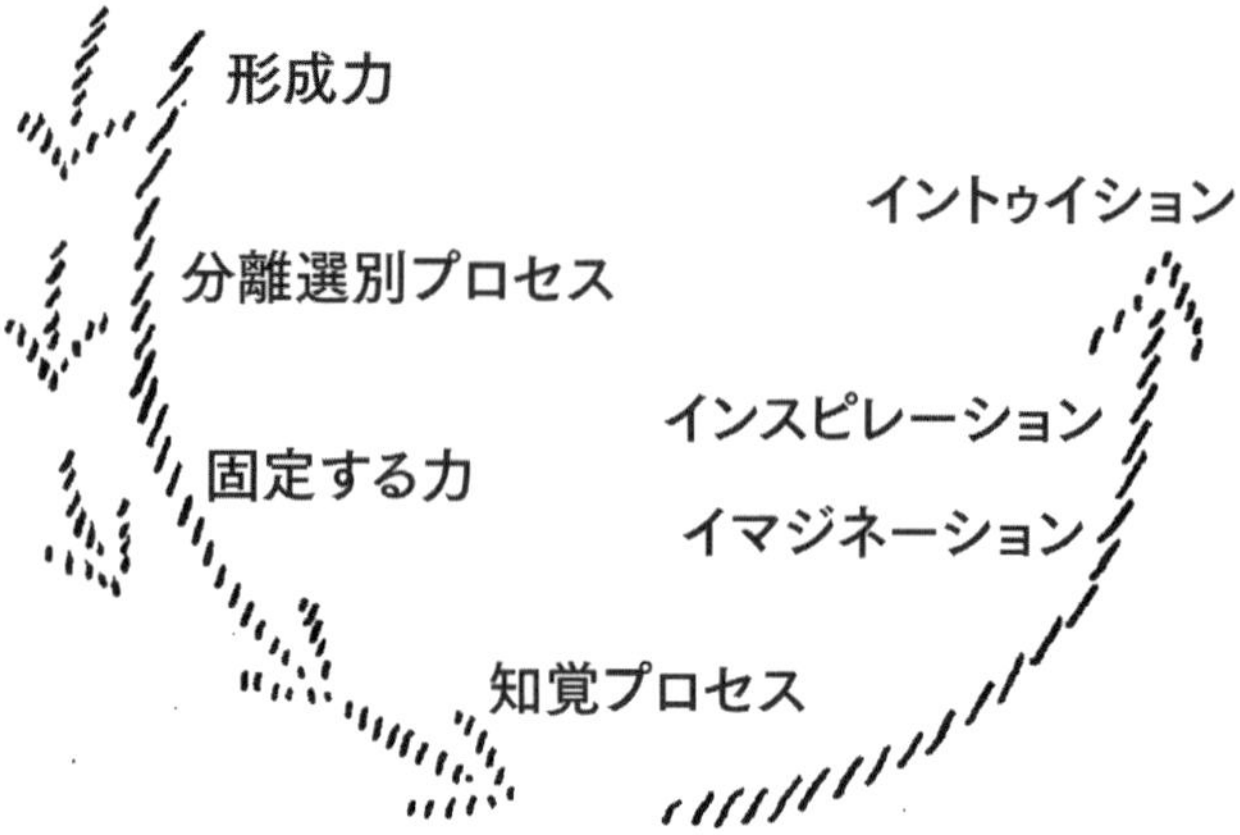

図 9-1

ある形成傾向〔Bildungstendenz〕がやって来ます。それに加えて、惑星領域のさらに外側にあるものから、ある形成力〔Bildung〕が地球にやって来ますが、それは、持続的で放射し、個々の力の実在のうちに現れて、地球に向かって射し込んで来る宇宙諸力です。

この宇宙諸力は、この文脈の中で次のように理解できます。以前、私が放射について説明したことは、全てこの宇宙諸力の中に含むことができますが、この宇宙諸力は中心に向かって作用し、そして地上と地中に存在するものを実際に外側から形成すると考えて下さい。例えば地球の金属性の総体、つまり金属の全ては、地球の内部から何らかの諸力によって形成されたものではなく、本当は宇宙から地球にもたらされたものです。エーテルを通して作用するこれらの諸力を、形成力〔Bildungskräfte〕、あるいは外から作用する形成力と呼ぶことができます。この諸力は惑星から来るものではありません。もしそうであれば中心で作用するはずです。惑星はまさにこの諸力を修正するために存在するのであり、それが惑星領域です。これらの事柄をこの関連性において理解してください。人間と地球には、この形成力を受け取り、そして固定する諸力が、この形成力に向かって存在しています。つまりその諸力は、いわば中心点の周囲に形成力を集め、それによって地球が生まれることが可能になります。この力を「固定する力」と呼ぶことができます（図９－１）。

この固定する力は、人間においては造形的〔plastisch〕に諸器官を作る力として存在していて、それに対してもう一方の形成力は、むしろ諸器官を霊的エーテル的世界から物質界の中へ押し出します。これはマグネシウムの押し出す力と、フッ素の丸く仕上げる力との対立において把握で

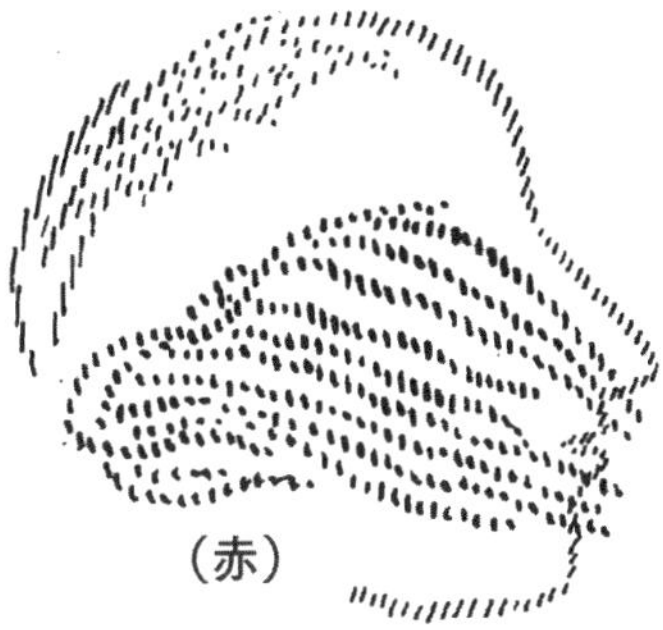

図 9-2

きる一つのプロセスです。そしてそれは起こり得るあらゆる種類の変化に際して現れるプロセスです。歯の場合、このプロセスは下から上へ向かって現れ、上方で丸く仕上がります。しかし、そのプロセスはまた、前から後ろへ、後ろから前へ、上から下へ向かっても現れ、下方へ丸く仕上がります。それは四方八方に向かって現れるプロセスです。例えば球状のものを、前方に向かって押し出す傾向によって外から内へ何かが形成され、それに対して下から上に球形成プロセスが対抗するとイメージすると、もう一度このプロセスを手に取るように理解できるでしょう。(図9-2、赤)。

そしてこの二つのプロセスの間には仲介するものがあります。それは分離〔Absonderung〕プロセスです。それは、また別のものから分離したものの受容など、最も広い意味で分離プロセスと呼べるものです。なぜなら、結局、受容も内部へ分離されたものが再吸収されることに基づいているからです。つまりこの二つのプロセスの間には、一番良い言い方をすれば、分離選別〔Aussonderung〕プロセスと呼べるものがあるのです(図9-1)。

ここで一方には絶えず炭素を分離選別しようとするもの(図9-3、オレンジ)があり、他方には、呼吸を通して炭酸形成においてその炭素を前方から再吸収するもの(図9-3、白色)があることを思い浮かべれば、この分離選別プロセスがよくわかります。

そのような分離選別プロセスは後下方へと続いて行きます。さらに四肢代謝プロセスに降りて行くと、まさにそこに固定するプロセスがあります。けれどもこの固定するプロセスは、もう一方の方向にも存在します。眼を考察するとそれがよくわかります。眼は外から内に向かって形成されます。そのことはすでに胎生学が示しています。しかし、眼は内側から固定されます。つ

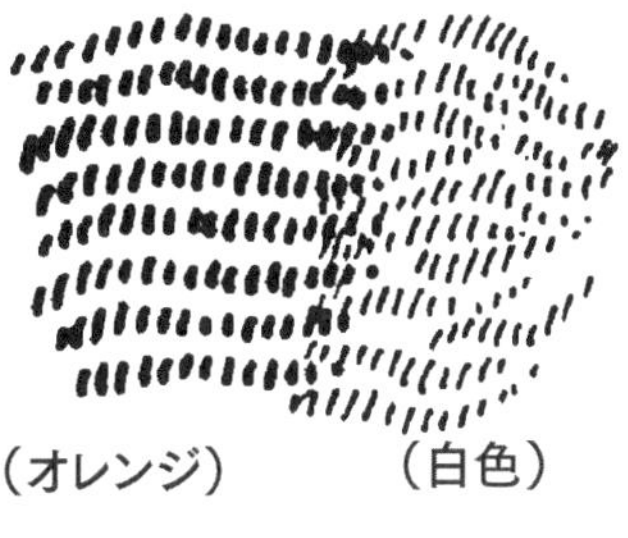

図 9-3

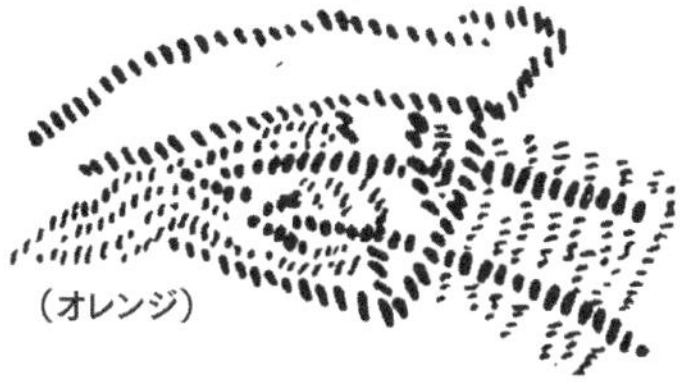

図 9-4

まり形成が内面化されます。眼の発生はこのことに基づいています。形成が内面化されるのです（図９－４、オレンジ）。したがって、私たちが人間の中で霊的魂的なものの方に近づき、つまり霊的魂的なものの器官に、感覚器官に近づくことによって、この固定するプロセスは、知覚の中で実際に魂化し霊化します。これは、器官形成に至る、言わば下降プロセスです。（図９－１参照）。そして最も下の地点に知覚プロセス、つまり即物的な知覚があります。この知覚がさらに発達し、発展すると、その知覚は固定するところに近づいて行きます。そしてその知覚が固定されて意識化されると、それはイマジネーションになります。イマジネーションがさらに分離選別プロセスに向かって発展し、意識化されると、インスピレーションになります。そしてインスピレーションが形成プロセスに向かってさらに発展し、意識的に形成プロセスにぶつかり、形成〔Bildung〕を洞察すると、イントゥイションになります。人は、即物的な知覚からイマジネーション、インスピレーション、イントゥイションへと魂的生活をこのように段階的に発展させることができます（図９－１）。

しかし、人が魂の中で発展させるこのプロセスは、生成プロセスに基づいています。ここでも分かるように、これは生成プロセスが反転したものにすぎません。人は生成したものに向って行き、再び反対の方向に、生成〔Werden〕へと昇って行くのです。形成〔Bilden〕は下降する方向です。人はその反対方向に上昇して生成に向かっていきます。そしてイマジネーション、インスピレーション、イントゥイションにおいて知覚と認識力として育成するものには、その反作用が常に創造的な諸力の内にあります。その創造的な諸力は、形成力と分離選別プロセス、そして固定するプロセスの中に現れています。

このことから、人が認識において上昇して行く時、人間の有機体内では、人が行う創造と発生において逆方向に活動しているものがあることがわかるでしょう。つまり私たちがイマジネーションにおいて達成するものは、彫塑的な成長現象において無意識のうちに現れる力と実際には同じであるということが理解できるでしょう。私たちがインスピレーションへ上昇すると、呼吸する時に外側から人間に吸い込まれて刺激を与える力、呼吸する時に人間を細部に至るまで形づくる力に到達します。この力は彫塑的な諸力の中に入り込み、入念に作り上げます。そして私たちがイントゥイションへ上昇すると、私たちの彫塑的なフォルムの中で、実質的な本質として外界からやって来る動作主体へと上昇します。

このようにして私たちは、自らの形姿を宇宙から作り出す人間を理解します。そして解剖学や生理学の知識を用いて、私たちに与えられたものによってその知識にくまなく光を当てると、諸器官とそれらの機能について理解し始めます。つまりこれは、諸器官とそれらの機能を理解するためのヒントなのです。そのように、常に造形的に人間に働きかけるものの中には、人間を正常に細部まで作り上げるものが働いています。それはもう一方では、昨日の講義を参考にすれば、子音の動きの中に生きていて、その子音の動きは無意識のイマジネーションの力、つまりある種の有機体の夢見状態を呼び起こします。そうすると、皆さんは、子音のオイリュトミーの動きが、どのように人間に不足している形成力や造形力を捉え、そしてどのようにそれらを正しい造形〔Plastik〕へと導いて行くのか、ということを理解されるでしょう。

そこで、造形に欠陥があり、造形が過剰である小児を取り上げてみます。造形が過剰であるとは、どういう意味でしょうか。それは造形が遠心的に作用し、それによって頭部が大きくなり、そして頭部が大きくなりすぎたために、イマジネーションの力を正しく頭部に浸透させることができないということです。それに対してイマジネーションの力を与えなければなりません。つまりこのような小児には、子音のオイリュトミーをさせるのです。

【質問】　頭部の大きな二歳児がいます。水頭症ではなく、それ以外は外見上健康です。
子音のオイリュトミーが正しく用いられると、それは本当に問題を解決する特効薬になります。ここでは、形態学的なより深い事柄の徹底した観察が、オイリュトミーによる治療方法を教えてくれます。

【質問】　十二歳九カ月の男子で、身長の伸びが目立って停滞しています。器質的な異常はありません。しかし寄生虫を持っており、知的で、精神的にすぐに疲れます。

この非常に興味深い複合的症状は、イマジネーションの力が不足していることを示していて、内的な造形的諸力つまり魂的な造形的諸力が不足しているために、器質的な彫塑的諸力が過剰であることを示しています。魂的な彫塑的諸力は、寄生虫を駆除します。魂的な造形的諸力が少ないと寄生虫が寄生するのは驚くことではありません。そのような子どもには、子音のオイリュトミーをさせることが特効薬になります。このような関連は、どこにオイリュトミーが介入すべきかを皆さんに直接示しています。すなわち、これらの現象がやや隠れて現れるようなわかりにくい場合であっても、オイリュトミーがとても有効であり、特にそのあと物質的な治療方法でアプローチする場合には有効なのです。

例えば、とても興味深い問題が私に提示されました。もちろん原則としてこの問いに答えなければなりません。ある合併症が生じた時には、特定の事象においてその合併症を特別に考慮することもできるかもしれません。しかし、その事象を何か別のものにも結びつけなければならない場合でも、その事象は、ここで特徴づけられるものによって、一つの方向から捉えられるのです。

【質問】　私は五歳の男子の患児をみています。この小児は暴動の際、銃創により大量の出血がありました。二年前には関節の変形が生じました。それは大人になって貧血などにつながるような出来事ですが、治療はどのようにすれば良いでしょうか。

この男子には関節の変形があることが分かります。それはもはや内部に留まることができず、外に放射するようになった造形的諸力の作用です。このような外に向かう力は、人間の内部で作用する代わりに、人間から離れて行きます。この力は、まさに子音のオイリュトミーをすることによって、最も顕著なかたちで逆方向に放射されます。なぜなら、この力は子音のオイリュトミーの動きをする時に、客観的に作用するイマジネーションを呼び起こし、変形を緩和するからです。すでに質疑応答の時間に説明したことですが、将来人間は様々な仕方で変形に傾いていくでしょう。なぜなら人間はもはや無意識的に作用する力によっては、正常化していく形姿を作り上げることができなくなるからです。人間は自由になります。人間は自分自身の形姿を作り上げることに関して、次第に自由になります。けれども、そうするとその自由とともに何かを始めることができなければなりません。つまり常に変形に対抗するイマジネーションを生み出せるように変わらなければなりません。

私たちはここで客観的イマジネーションの不足を取り上げていますが、次はリズム系の変形によって現れる客観的インスピレーションの不足についても考えなければなりません。リズム系の変形が生じるのは、特に、内側に向かう客観的インスピレーションが正しい仕方で循環リズムに出会わないことによります。そういう場合に母音のオイリュトミーをさせると、正常化するように働きかけます。子音のオイリュトミーは変形あるいは変形傾向に作用しますが、母音のオイリュトミーは形態学的な変化を伴わない、内部の不規則性に対して効果があります。

以前にも説明しましたが、先ほど述べた関節の変形のように、それが極端な仕方で現れる時には何か手助けが必要です。この場合には、子音のオイリュトミープロセスを治療的に助けることが必要です。子音のオイリュトミープロセスは、外から内へ向かい、腸壁の向こう側の、内部に向かって位置している肺、腎臓、肝臓などの器官の内的な呼吸に、イマジネーションによって刺激を与えるように働きます。子音のオイリュトミーをすると、特に後頭部や肺、肝臓、腎臓はキラキラと輝き、火花をちらし始めます。これは実際、子音を動く時に外的に行われていることに対して生じる霊的魂的反応がどうなっているのかを表しています。人間全体はこれらの諸器官において光り輝く存在になり、そして行われる運動に対して、内部で輝く運動が常に対抗します。

とりわけある特定の子音の動きをする時には、腎臓の分離プロセスの光輝く模像が生じます。子音のオイリュトミーをすることによって生じるこの光輝くプロセスの中で、私たちはいわば腎臓の分離プロセス全体の像を得ます。するとそれは、無意識のイマジネーションの中に入って作用し、この部位がそのように輝き始めるプロセス全体は、私が銅の影響の元にある特有のプロセスとして説明したものと同じプロセスになるのです。そしてここでも、ある特定の病気のタイプの人々がいることを医師に示すことができます。昨夜の講義の後で、これらの病気のタイプが私のもとにもたらされました。ある方面からは非常に賞賛された線描画を、私のところに持って来たのです。それらは彩色線描画で、その線描画がとりわけオカルト的かどうかと質問されました。それらはもちろんある意味でオカルト的ですが、それについて世間の人々に説明するのはとても難しいのです。というのは、それは客観的に固定された腎臓の輝きであり、客観的に固定された排尿プロセスだからです。この客観的に固定された排尿プロセスは、それが異常な仕方で、ある種の病的素質のある人間において光り輝くプロセスになると、つまり排尿の停滞が現れ、純粋な代謝の病気になると、腎臓は輝き始めます。そして内部に向かったこの特別な霊視が現れると、人々は奔放に絵を描きはじめます。これは外面的には常に美しい絵です。描かれる色も常に美しいのです。けれども、「あなたはとても美しい絵を描きましたが、それはあなたの尿の排泄が停滞しているということなのですよ」と言うと、彼らは満足しません。停滞した尿排泄と性的な渇望の抑制は、ある意味で不規則な代謝に至ります。そしてそれは、とりわけ神秘的な素質の人たちによって、深遠で神秘的な線描画や絵画として表出されます。このような仕方で世界に現れる多くのものの中に、まだ大事には至らない程度の病的な異常が、徴候として現れることを見るべきなのです。

アントロポゾフィーの霊学は、多くの人々が理解しているような意味では神秘主義ではありません。なぜなら、アントロポゾフィーはここで説明したような事柄に関して、いかなる幻想も提供しないからです。アントロポゾフィーはそれとは逆に、まさにそのような事柄を研究するのです。けれども人々はそれを嫌がります。例えば私が公開講演で、この場合は描かれたものではなく詩的に表出したものですが、マグデブルクのメヒティルトや聖女テレーズの詩が、抑制された性欲によって生じるプロセスの摸像、つまりインスピレーションの反映であることを示唆することを、聴衆はきっと嫌がるでしょう。マグデブルクのメヒティルトや聖女テレーズのような人たちについて、「彼女たちは強い性欲を持った人物です。性欲が強くなり過ぎたので、彼女たちはそれを抑制し、それによってある代謝循環プロセスが生じ、このプロセスに向かって反応が起こり、この反応が表に現れて、それが大変美しい詩の中に固定されたのです」と言うと、当然それは人々にとって気分の良いことではありません。より高次の意味で考察された現象は、存在の秘密の奥深くへと導いてくれます。そのような見方に飛躍できなければなりません。したがって、外的にオイリュトミーが行われる時、特に、内的に詩の中に隠されているものがオイリュトミーで行われる時には、内的なプロセスとして光り輝くこの独特なプロセスを少なくとも予感する必要があるのです。つまり、昨日話したように、美しい詩が朗読され、それに対応する仕方でオイリュトミーが、子音や母音のオイリュトミーとして行われると、その詩は別のものと出会い、外的に動きの中で行われるものに加えて、オイリュトミーをする人においては声に出さない内的な語りが加わります。このプロセスが官能的な詩の中でなまめかしいものになるのではなく、そのプロセスがただ美しい詩の伴奏者、オイリュトミー的な伴奏プロセスになるように進行すると、人間の中で生じるものは、あのような神秘的な素描ではなく、人間を徹底して健康にするプロセスになります。したがって、オイリュトミーをさせる時には「よく耳を澄ませなさい。聞こえた語音や文章の関連性に意識を向け、それにしたがってオイリュトミーをしなさい」と言って、患者に注意を促します。すると、外的な形成力へ、客観的なイントゥイションの力へと患者を上昇させるでしょう。そして誕生と死の間に生じたものではなく、唯物主義が遺伝と呼ぶもの、しかしその大部分は生まれる前の霊的魂的生活から持ち込まれたもの、それらの名残として人間の中に見出される全てのものに働きかけようとするならば、つまり先天的な欠陥などと呼ぶものに働きかけようとするのであれば、とりわけ青少年期に、何度も繰り返し、「あなたが外界で聞いていることをはっきりと意識しなさい」と注意を促すように、オイリュトミーによって働きかけると良いでしょう。すると神秘的な線描画や神秘的な詩のようなものの中で生じようとするものを、内的に固定しようとするあらゆる傾向は追い払われるでしょう。そのようなものがまさに、外的に美しい詩につながるのです。それは反対方向のプロセスです。正しい神秘家は、人間が異常なものとして美に反映させるものには、常に憂慮すべき側面があることを知っています。それに対して、外界において美しいものが内的に体験される時には、特別みごとな美しい作品として表われることはないのです。逆にそれは図式化されて、抽象的になります。線描画が抽象的であるように、それは抽象的になるのです。けれども、それがまさしく健全なことであり、それが経験なのです。そして、メヒティルトが良い詩にしたがってオイリュトミーをする機会があったなら、彼女はその神秘的な運命を経験することはなかったでしょうし、この美しい歴史的なプロセスは現れなかったでしょう。もちろんここまで来ると、「ある意味で人は善悪のなくなる地点に達する」と言うことができます。そこで人は、道徳を超越したニーチェの領域に、「善悪の彼岸」へと入るのですが、もちろんマグデブルクのメヒティルトのような人は全て根絶しなければならないなどと言うほど俗物的になることはありえません。けれどもその一方で、人間がそのようなことを行き過ぎないようにすれば、それにふさわしい超感覚的世界との関係がそのまま変わらないように、ここでもまた超感覚的世界から十分な配慮がなされるのを確信することができます。

さて残り時間が少なくなってきましたが、まだ若干の事柄について説明できると思います。まず質問に移ります。

【質問】 オイリュトミー療法のエクササイズは、それは特にハタヨガの場合に限らないことなのですが、合理的な呼吸法によって促進できないのでしょうか？

オイリュトミーのエクササイズを促進するための合理的な呼吸法は、現在の私たちの時代にとっては、そして一度定められた方向へ常に進化する人間本来の性質においては、次のような仕方に限って扱われるべきです。皆さんは、特に母音のオイリュトミーをする時に、呼吸のリズムが変化する傾向が自ずと生じることに気づかれるでしょう。ここで人は、型通りのことをして一般的な何かを語るのではなく、自分がやるべきことをまず観察しなければならないというやっかいなことに直面します。その所見にしたがって母音のオイリュトミーを用いて治療しようとする患者の、それぞれの個別の症例において、この呼吸の変化を観察します。それから患者に、この呼吸の傾向を意識的に継続するように促します。なぜなら私たちはもはや、指示された呼吸法によって人間全体に影響を及ぼすという逆方向に進むことのできる古代の東洋人のような人間ではないからです。指示された呼吸法は、それがあれこれ指示されると、いかなる場合でも内的なショックにつながるので、それは回避されるべきものなのです。私たちはオイリュトミーが教えてくれること、特に母音のオイリュトミーがその呼吸プロセスに対する影響について教えてくれることを観察すべきなのです。そうすれば、個々の症例においてオイリュトミー的に現れることを意識的に継続できます。その時、皆さんはこの呼吸プロセスがある意味で個人個人に、つまり様々な人間にそれぞれ異なる形で継続されることがわかるでしょう。

親愛なる皆さん。おおよそ以上がお答えできることです。もう時間がほとんどないので、まだ気になっていることが残っていても、取り上げることができません。最後に、一言述べておきたいことがあります。世界中の医療関係者が、私たちの方法のどれかが有効であることに気づくと、すぐに皆さんは少なからぬ批難を受けることを覚悟して下さい。皆さんは立ち向かって来るものを無力にするような説得力を必要とします。反対があるからといって物事を控えることはもちろんあってはなりません。けれども、私たちが対抗する力として呼び覚ます全ての力についても、幻想を抱いてはならないのです。

この連続講義の最後にあたり、改めてお話ししたいことがあります。医療領域でこれから始められる運動を可能にするために、私はあらゆるところで次のことを遵守します。それは、私は患者に対する治療プロセスに直接には介入せずに、ただ医師と話し合い、議論し、助言することにとどまるということです。そうすれば、私自身が何らかの方法で不当に治療に介入する事態になるのを、皆さんは常に拒否できる立場でいられることでしょう。これについては前回の医学講義の最後でも述べました。しかし、それをすることは、特にアントロポゾフィー側の人たちにとっては非常に難しいことです。なぜなら、人々はもちろん、この方向で考え得るあらゆる無理な期待を抱いてやって来るからです。もはやこれは言わざるを得ないことです。アントロポゾフィーを学ぶ人たちの中にもエゴイズムを越えられない傾向があり、それどころか時には普通の人たちよりももっと自己中心的になる傾向があります。すると場合によっては、このアントロポゾフィー運動の恩恵とは何なのか、まったくどうでもよくなるのです。この運動がもたらす恩恵は次のことに基づいています。それは、個々の症例で、世間が「いかさま治療」と呼んでいるものが行われず、医学全体が健全になるプロセスが生まれて、時として個人的野心から要求されるものによってこのプロセスが妨げられないことです。これはとても難しいことですが、この方向に進めて行かなければなりません。というのは、私たちが世間に向けて異議を唱えることができる時にのみ、この領域で目的を達成できるからです。私たちのアントロポゾフィー運動においても同じことが言えますが、それは、アントロポゾフィー運動が理解を伴って行われ、無理解な人々によってかえって改悪されるようなことがない場合に限られるのです。私たちはアントロポゾフィー運動の中で何が行われているのかを知っていることによって、「言われることはまったくの嘘だ、でっちあげだ」と言える立場にいなければなりません。場合によっては、私たちは常にそう言えなければなりません。しかしそのように言えるのは、私がここで、「私は治療プロセスに直接介入せず、治療に関してはアントロポゾフィー運動の内部で医師として職務を行う者が患者に向き合うのだ」と注意を促したことの本当の意味を、そのようなことの中に本質を持つもの全てに存在する秘密を、内的に知り得た時なのです。

皆さん、ここでさらに言うべきことがあるとすれば、次のことを付け加える以外にはありません。限られた時間内で、今回の連続講義ではたびたび暗示するだけに留まった問題提起が、皆さんの中でさらに手を加えられ消化され、人類のために適切に効力を発揮することを願います。私たちが始めた二回の医学連続講義をさらに発展させ、少なくとも何らかの形でいっそう前進させたいと思います。この願いとともに、今回の考察を終えたいと思います。親愛なる友人の皆さん。全てこの方向に向かって、私たちの行為が私たちの希望にかなうものになることを願っています。この場所で皆さんにお会いできて、とても幸せでした。この日々を振り返る時には、きっと満ち足りた感情に包まれるでしょう。皆さんはここで、医学の充実のために日々を過ごされました。そして私たちを結びつける思考は、皆さんが歩んで行く道に同伴することでしょう。親愛なる友人の皆さん。ここでまず思考において提起しようとしたことを、行為へと置き換えるために、皆さんはこの道を歩み続けられるでしょう。

訳注

（一）　Oskar Römer、一八六六―一九五二年。ドイツの歯科医師。医学博士・歯学博士、ライプツィヒ大学歯学研究所所長、ライプツィヒ大学医学部長。シュタイナーの霊学研究との関連における虫歯についての講演を、シュタイナー同席のもとに数回行った。
（二）　Albert Einstein、一八七九―一九五五年。ドイツ生まれの理論物理学者。特殊相対性理論および一般相対性理論等の業績で知られる。ノーベル物理学賞受賞者。
（三）　Rudolf Virchow、一八二一―一九〇二年。ドイツの医師、病理学者、人類学者、政治家。ヴュルツブルクおよびベルリンの病理解剖学教授。「現代病理学の父」とも言われる。
（四）　Ernst Haeckel、一八三四―一九一九年。ドイツの動物学者、生物学者、博物学者。イェーナの動物学教授。反復論「個体発生は系統発生を再現する」など生物の進化・発生に関して独自の理論を展開した。

（五）　Eugen Dubois、一八五八―一九四〇年。オランダの古人類学者、地質学者、軍医。ピテカントロプス・エレクトス（ホモ・エレクトス、ジャワ原人）を発見。

（六）　Edwin Scheidegger、一八六七―一九四九年。スイス・バーゼルのメリアン＝イゼリン病院の創設者兼医師長。ホメオパスであり、パラケルスス協会会員。「最初の連続講義」（GA312）の中で行われた講演のタイトルは不明で、記録もない。

（七）　Moritz Benedikt、一八三五―一九二〇年。オーストリアの神経内科医。ウィーン大学の神経学教授。

（八）　一九一九年にシュトゥットガルトのヴァルドルフ・アストリアたばこ工場の労働者と従業員の子供たちのためにルドルフ・シュタイナーの指導のもと、エミール・モルトによって設立された最初のシュタイナー学校。

（九）　Ottomar Rosenbach、一八五一―一九〇七年。ドイツの医師。ブレスラウとベルリンの教授。生理学と病理学に関して数多くの論文を残している。

（一〇）　当時シュタイナーが医師らとともに作成した調合薬のリストのことと思われる。

（一一）　ドイツの月刊誌『Die Tat』第十二巻第十一号（一九二一年二月）に掲載されたJ. W. Hauerの記事「精神への道としての人智学」。

（一二）　Jakob Wilhelm Hauer、一八八一―一九六二年。ドイツのインド学者、宗教学研究家。一九三四年にドイツ信仰運動を始めた。

（一三）　Gustav Bunge、一八四四―一九二〇年。ドイツの医師、生理学者、バーゼル大学教授、新生気論の支持者。

訳者あとがき

本書は、ルドルフ・シュタイナーが一九二一年四月十一日から十八日までスイスのドルナッハで、主に医師や医学生を対象に行った連続講義の講演録、*Geisteswissenschaftliche Gesichtspunkte zur Therapie*（『シュタイナー全集』第三一三巻［GA313］）の翻訳です。この連続講義は、本書の第一講の冒頭にあるように、前年の一九二〇年の三月二十一日から四月九日に同じくドルナッハで行われた連続講義、*Geisteswissenschaft und Medizin*（GA312）を補完、発展させるために行われたので、後者を第一医学コース、前者を第二医学コースと呼ぶことがあります。これら二つの連続講義は、一九二五年にシュタイナーが医師のイタ・ヴェーグマンとの共著として出版した著書

Grundlegendes für eine Erweiterung der Heilkunst（GA27）（邦題『アントロポゾフィー医学の本質』、水声社、二〇一三年）とともに、アントロポゾフィー医学を学ぶ上で最も基本となる重要な文献とされています。

アントロポゾフィー医学は、ルドルフ・シュタイナーがイタ・ヴェーグマンらとともに一九二〇年代はじめに創始した医学と医療の体系です。それは、現代医学にシュタイナーの霊学による認識を加えることによって、人間そのものと自然や宇宙に対する認識を拡張し、健康や病気をさらに広い視点から捉えて、それを実践に生かそうとするものです。およそ百年前に始められたこの医学はその後、研究と実践を重ねて、現在では世界数十カ国で行われ、成果を挙げています。日本においても二〇〇四年に第一回目となる国際アントロポゾフィー医師ゼミナール（ＩＰＭＴ）が開催され、アントロポゾフィー医師養成コースが本格的に開始されました。それが一つの契機となり、その後、日本アントロポゾフィー医学の医師会をはじめ、看護師、薬剤師、各療法士の団体が互いに協力しながら活動し、着実な歩みを進めています。

最近の現代医学の進歩は目覚ましいものがあり、現代を生きる私たちのほとんどがその恩恵を受けています。しかしその一方で、現代医学の知識では必ずしも十分に解明されていない事柄が多くあるのも事実です。また、実際の医療現場で一人ひとりの人間を目の前にした時には、現在の科学的な知識だけでは捉えきれない人間の営みの領域が存在していることを感じる機会も少なくありません。アントロポゾフィー医学は、シュタイナーの人間観と世界観を基にして緻密に組み立てられた医学体系であり、人間を単に物質的な存在とみなすのではなく、霊・魂・体という通常の人間の認識を越えた領域を含む全体と捉え、その診断や治療を進めて行くものです。本書にもあるように、シュタイナーによって確立されたアントロポゾフィーでは、そのような人間存在全体を自我、アストラル体、エーテル体、物質体という、それぞれ性質の異なる四つの本質的な要素から成っていると考えます。しかし、それらは、一般によく考えられているように何か漠然と存在しているのではありません。また、それらの要素の関係性や相互関係は、単純に図式的に理解できるものでもありません。本書の中では、これらの本質的な要素が、人間の身体の各部位や器官によってまったく異なった仕方で働きながら、複雑な相互作用を行っていて、その上それらの作用は緻密に分化していることが述べられています。そして、アントロポゾフィー医学においては、健康と病気の状態を理解し、それを実際の診断や治療へとつなげて行くためには、それらの本質的な要素に存在する複雑に働く法則性を理解して、人間有機体と外界の環境や物質との関係性、さらには宇宙全体との関係性をも把握することが必要であることが分かります。本書では、そのような観点を学ぶために、実際の現象や病気ならびに個々の物質などを取り上げて説明がなされています。

一方、この連続講義と並行する形で、*Heileurythmie*（GA315）（邦題『オイリュトミー療法講義』涼風書林、二〇一四年）の連続講義が一九二一年四月十二日から十七日まで行われました。そして、本書の第九講は、そのオイリュトミー療法の連続講義の最終回でもあり、医師たちに対するオイリュトミー療法への導入として行われたものです。オイリュトミー療法はその後、アントロポゾフィー医学独自の重要な治療手段として発展しました。日本でも、海外で資格を取得したオイリュトミー療法士たちが前記のＩＰＭＴ開催前から活動を始めており、それが医師養成コースの開催など、日本におけるその後のアントロポゾフィー医学の活動へとつながる基礎の一つとなりました。

以上のように、本書の内容は、アントロポゾフィー医学を学ぶ上で、非常に重要なものですが、同時にとても難解です。今回、翻訳を行ったグループは、およそ十年前に、オイリュトミー療法士の中谷三恵子の発案で、小林國力、福元晃、山本忍の三人の医師が参加して翻訳に取り掛かかりました。しかし、翻訳作業は想像以上に時間のかかるものでした。途中、やむを得ぬ事情で山本忍医師が参加できなくなりましたが、残りのメンバーはほぼ月一回の翻訳会を続け、難解な内容や訳語に頭を悩ませながら取り組んで来ました。その後、新型コロナウイルスによるパンデミックが起こるなどの困難もありながら、ようやく刊行にまで漕ぎ着けたのは、この翻訳会がメンバー一人ひとりにとって大きな学びの場にもなっていたからでしょう。本書の内容にしっかり取り組むことで、現代の物質中心の見方にとらわれない観点を学ぶことができると考えます。本書が、少しでも多くの方々にとってアントロポゾフィー医学の理解の一助になることを願っています。

最後に、本書の出版にご尽力いただいた水声社社主の鈴木宏さんと、編集者の関根慶さんに心から感謝申し上げます。

小林國力
福元晃
中谷三恵子

著者／訳者について――

ルドルフ・シュタイナー（Rudolf Steiner）　一八六一年、クラリエヴェック（現スロヴェニア領）に生まれ、一九二五年、ドルナッハ（スイス）に没した。一九一三／一九二三年、アントロポゾフィー協会を設立し、神秘学のみならず、教育、建築、医学、農業などの分野にも大きな業績を残した。主な著書に、『神智学』（一九〇四年）、『神秘学概論』（一九一〇年、ともに邦訳はイザラ書房）、『霊界の境域』（一九一三年）、『医学は霊学から何を得ることができるか』（一九二四年）、『アントロポゾフィー医学の本質』（共著、一九二五年、上記三点いずれも邦訳は水声社）などがある。

＊

小林國力（こばやしこくりき）　一九五六年、東京都に生まれる。医師。信州大学医学部卒業。アントロポゾフィー医師ゼミナール（ドイツ）修了。現在、相模原市の佐野川クリニック院長。主な訳書に、シュタイナー『私たちの中の目に見えない人間』（二〇一一年）、『オイリュトミー療法講義』（監訳、二〇一四年、いずれも邦訳は涼風書林）などがある。日本アントロポゾフィー医学の医師会会員。

福元晃（ふくもとあきら）　一九七二年、千葉県に生まれる。医師。日本医科大学医学部卒業。アントロポゾフィー医師ゼミナール（ドイツ）修了。現在、横浜市のなかがわ耳鼻咽喉科院長。著書に、『シュタイナーのアントロポゾフィー医学入門』（共著、ビイング・ネット・プレス、二〇一七年）がある。日本アントロポゾフィー医学の医師会会員。

中谷三恵子（なかたにみえこ）　一九五五年、山口県に生まれる。シュトゥットガルト・オイリュトメウム（ドイツ）卒業。ペレドゥア・オイリュトミー療法士養成学院（イギリス）にてオイリュトミー療法士のディプロマを取得。日本各地でオイリュトミーを教え、また舞台活動をしつつ、アントロポゾフィーの講座も数多く持つ。訳書に、『アントロポゾフィー医学の本質』（共訳、水声社、二〇一三年［新装版二〇二二年］）がある。

装幀——齋藤久美子

シュタイナー医学講義――アントロポゾフィー的治療

二〇二四年九月二五日第一版第一刷印刷　二〇二四年一〇月一〇日第一版第一刷発行

著者――ルドルフ・シュタイナー

訳者――小林國力＋福元晃＋中谷三恵子

発行者――鈴木宏

発行所――株式会社水声社

東京都文京区小石川二―七―五　郵便番号一一二―〇〇〇二
電話〇三―三八一八―六〇四〇　ＦＡＸ〇三―三八一八―二四三七
［**編集部**］横浜市港北区新吉田東一―七七―一七　郵便番号二二三―〇〇五八
電話〇四五―七一七―五三五六　ＦＡＸ〇四五―七一七―五三五七
郵便振替〇〇一八〇―四―六五四一〇〇
URL : http://www.suiseisha.net

印刷・製本――精興社

ISBN978-4-8010-0819-9

【水声社の本】

アントロポゾフィー医学の本質【新装版】　ルドルフ・シュタイナー＋イタ・ヴェーグマン　浅田豊＋中谷三恵子訳　二五〇〇円

医学は霊学から何を得ることができるか　ルドルフ・シュタイナー　中村正明訳　一五〇〇円

時代病としての癌の克服　リタ・ルロア　高橋弘子＋高橋明男訳　一八〇〇円

小児科診察室——シュタイナー教育・医学からの子育て読本【増補改訂版】　ミヒャエラ・グレックラー＋ヴォルフガング・ゲーベル　入間カイ訳　〈小児科診察室〉研究会監修　五〇〇〇円

［価格税別］